Pregnant Women
Breast feeding
Safe Drug Use

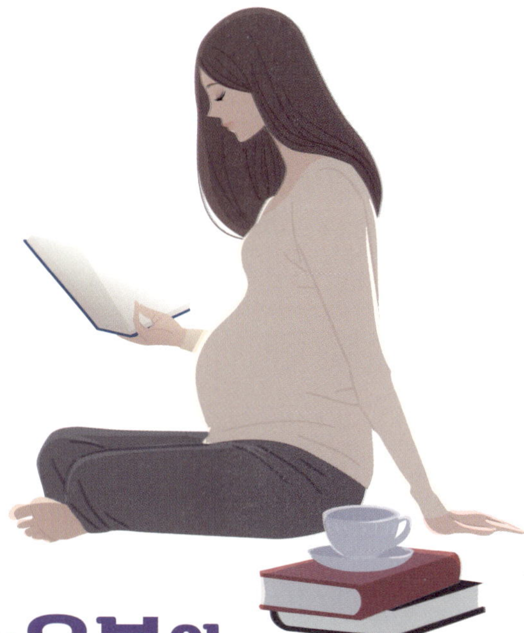

임신부·모유수유부의
안전한 약물 사용

한국마더세이프 지음

마더세이프
Korean Mothersafe Professional
Counseling Center

임신부·모유수유부의
안전한 약물 사용

첫째판 1쇄 인쇄 | 2024년 10월 28일
첫째판 1쇄 발행 | 2024년 11월 8일
첫째판 2쇄 발행 | 2025년 1월 3일

지 은 이 한국마더세이프
발 행 인 장주연
출판기획 최준호
책임편집 성도연
표지디자인 김재욱
편집디자인 김민정
제 작 황인우
발 행 처 군자출판사(주)
등록 제4-139호(1991. 6. 24)
본사(10881) **파주출판단지** 경기도 파주시 회동길 338(서패동 474-1)
전화(031) 943-1888 팩스(031) 955-9545
홈페이지 | www.koonja.co.kr

ISBN 979-11-7068-190-8
정가 25,000원

임신부·모유수유부의

안전한 약물 사용

한국마더세이프 지음

서문

최근 국내 고령 가임 여성들의 증가로 임신을 준비하는 여성과 임신부 그리고 모유수유부의 상당수는 당뇨병, 고혈압, 정신질환 등으로 불가피하게 약물을 사용하는 경우가 증가하고 있다. 임신부의 경우 사용된 약물에 대한 두려움으로 불안해하거나 심한 경우 임신중절을 선택하고, 또한 실질적으로도 임신 중 기형 유발 약물에 노출되어 기형발생의 위험에 노출되어 있으며, 모유수유 중에도 약물 사용으로 인해 모유수유아에게 문제를 일으킬 수 있다.

임신 준비부터 임신 중, 그리고 출산 후 모유수유하는 여성들에게 치료를 위한 안전한 약물 사용 정보를 제공하는 한편, 피해야 할 약물에 대한 정보를 제공하는 것은 모체의 건강뿐만 아니라 아이의 건강을 위해서도 매우 중요하다.

(사)임산부약물정보센터에서는 의료인과 독성전공자를 위한 가이드로서 『모태독성학(Maternal-Fetal Toxicology) 3판』 을 2022년 출판하였다. 이 책은 모태독성학 관련 기형학의 원칙 및 실질적 약물 정보 등을 담고 있지만, 1천 페이지가 넘어 진료실이나 의료현장에서 가까이 두고 사용하기에는 다소 실용성의 한계를 가지고 있다.

본 센터에서는 국내 관련 분야의 전문 교수님들과 2023년 중앙환자안전센터의 용역사업으로 "환자안전 안내서(임신부의 안전한 의약품 사용)" 개발사업을 진행하였다. 이 사업의 결과로 얻은 임신부의 안전한 약물 사용정보들은 국내의 임신부 및 모유수유부들뿐만 아니라 이들을 care하는 의료인들에게도 매우 중요하겠다는 의견들이 있었다. 중앙환자안전센터의 구홍모 센터장님께서도 이 내용을 책으로 만들어 제공한다면, 사업의 의미와 가치가 더 높아지겠다고 말씀을 주셨기에 이렇게 책 출간까지 이어지게 되었다. 또한, 본 책의 [부록]에는 국내 마더세이프전문상담센터에서 지난 10여 년간 국내 임신부 및 모유수유부들에게 안전 정보를 제공했던 약물 2천 가지 이상의 약물에 대한 안전성 등급과 안내를 제공하고 있다.

아무튼, 본 책을 통해서 관련 의료인들과 임신부 및 모유수유부들이 안심하고 건강하게 임신 및 모유수유를 할 수 있는 환경이 조성되기를 기대한다.

2024년 10월 10일

(사)임산부약물정보센터 센터장 한정열

집필진

대표저자

한정열 인제의대 일산백병원 산부인과 교수

저자

김희선 동국의대 동국대학교일산병원 산부인과 교수

오정원 순천향의대 서울병원 산부인과 교수

김연희 가톨릭의대 의정부성모병원 산부인과 교수

목차

□ 서론

CHAPTER 01 국내·외 임산부의 기형 유발 의약품 사용 관련 동향 • 03
| 한정열(인제의대 일산백병원 산부인과 교수) |

□ 본론

CHAPTER 02 국내 임신준비 부부, 임신부 및 수유부의 다빈도 중요 질환의 선택 • 13
| 한정열(인제의대 일산백병원 산부인과 교수) |

CHAPTER 03 임신 전 다빈도 중요 질환 • 27
| 김희선(동국의대 동국대학교일산병원 산부인과 교수) |

CHAPTER 04 임신 중 다빈도 중요 질환 • 78
| 오정원(순천향의대 서울병원 산부인과 교수) |

CHAPTER 05 모유수유 중 다빈도 중요 질환 • 149
| 김연희(가톨릭의대 의정부성모병원 산부인과 교수) |

CHAPTER 06 고찰 • 181

부록 • 184

인덱스 • 190

서론

임신부·모유수유부의
안전한 약물 사용

임신부·모유수유부의
안전한 약물 사용

CHAPTER 01

국내·외 임신부의 기형 유발 의약품 사용 관련 동향

1. 임신부의 약물 사용

미국, 유럽의 임신부 80% 이상은 임신 중 적어도 1개 이상의 약물을 사용하는 것으로 알려져 있다.[1]

또한, 미국을 비롯한 다른 나라들에서도 임신부가 약물을 사용하는 것은 지난 30-40년 동안 꾸준히 증가하고 있다. 임신부의 반 이상은 임신 중 일정 시점에서 4가지 이상의 약을 사용하는 것으로 알려져 있다.[2]

국내 임신부들도 미국 등의 다른 나라와 마찬가지로 임신 중 여러 이유로 한 가지 이상의 약물을 90% 이상에서 사용하고 있다.[3]

이렇게 많은 임신부가 약물에 노출되는 이유는 임신부의 고령화에 따른 질병의 증가와 계획되지 않은 임신으로 인해 임신 초기에 발생하는 구역, 구토, 방광염 등의 급성질환과 만성적으로 복용하는 여드름약, 다이어트약, 고혈압, 당뇨병, 류마티스 관절염약에의 노출 때문이다. Harris 등은 가임기 여성들이 고령화될수록 만성질환으로 당뇨병, 갑상샘 질환 등이 증가하며 결과적으로 태아에 부정적 영향을 미

1 Lupattelli A, Spigset O, Twigg MJ, et al. Medication use in pregnancy: a cross-sectional, multinational web-based study. BMJ. 2014;4:e004365.

2 Mitchell AA, Gilboa SM, Werler MM, et al. Medication use during pregnancy, with particular focus on prescription drugs, 1976-2008. Am J Obstet Gynecol. 2011;205:51.e1-8.

3 김윤하, 조혜연. 임신 중 약물사용의 최신지견. Obstetrics & Gynecology Science. 2009;52(08):787-802.

칠 수 있는 약물 노출이 증가하고 있음을 보고하였다.[4]

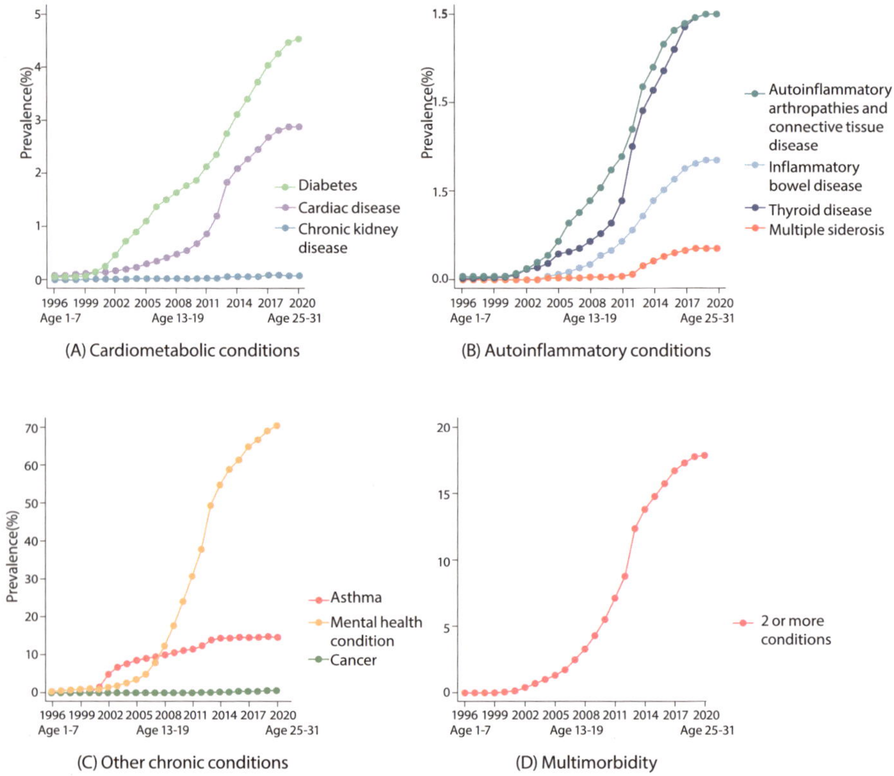

그림 1 가임연령에 따른 만성질환의 유병률(prevalence of chronic condition according to reproductive age)

한편, 국내 출산 연령은 지속해서 증가하고 있다. 특히 첫째 아이(초산) 연령이 꾸준히 증가하고 있다.

4 Harris ML, Egan N, Forder PM, et al. Increased chronic disease prevalence among the younger generation: Findings from a population-based data linkage study to inform chronic disease ascertainment among reproductive-aged Australian women. PloS one. 2021;16(8):e0254668. https://doi.org/10.1371/journal.pone.0254668

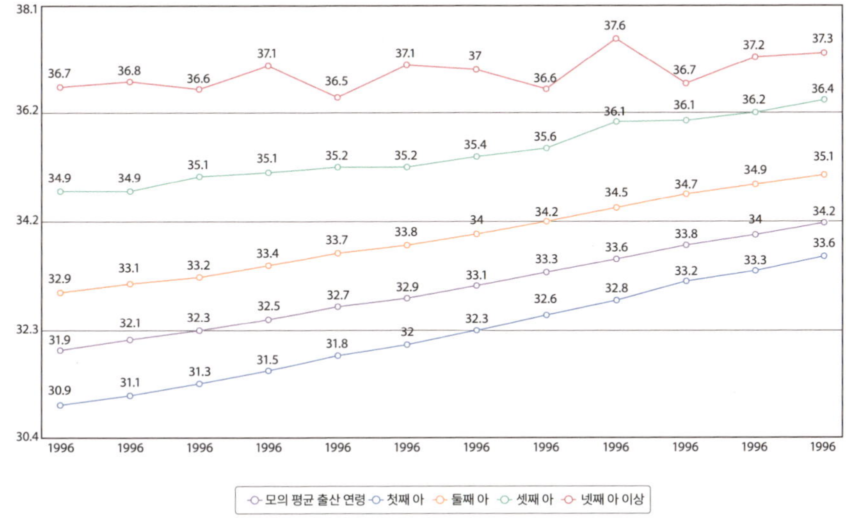

그림 2 국내 출생 순위별 평균 출산 연령(통계청, 인구 동향 조사)[5]

첫째 아이의 출산 평균 모의 연령이 2011년 31.1세에서 2021년 33.6세로 증가되어 이상적인 아기 터울 2년을 고려할 때, 둘째 아이를 가지는 나이는 35.6세 정도로 예상된다. 둘째 아이를 가질 때는 고령임신으로 인한 임신중독증,[6] 임신성 당뇨병 등이 증가하여 이로 인한 약물 사용이 증가한다.[7]

또한, 국내 임신부에서 계획된 임신과 계획되지 않은 임신을 비교했을 때 태아에게 유해한 알코올, 흡연 방사선은 계획되지 않은 임신부에서 1.5-2.9배 높았으며, 약물 사용은 3배 높은 것으로 나타났다.[8]

---

5 통계청. 시도별 모의 출산 평균 연령 「인구동향조사」. Available from: https://kosis.kr/statHtml/statHtml.do?orgId=101&tblId=DT_1B83A05&-conn_path=I2)

6 Lamminpää R, Vehviläinen-Julkunen K, Gissler M, et al. Preeclampsia complicated by advanced maternal age: a registry-based study on primiparous women in Finland 1997-2008. BMC pregnancy and childbirth. 2012;12:47. https://doi.org/10.1186/1471-2393-12-47

7 Deng L, Ning B, Yang H. Association between gestational diabetes mellitus and adverse obstetric outcomes among women with advanced maternal age: A retrospective cohort study. Medicine. 2022;101(40):e30588.

8 Han JY, Nava-Ocampo AA, Koren G. Unintended pregnancies and exposure to potential human teratogens. Birth Defects Res A Clin Mol Teratol. 2005;73(4):245-8.

표 1 임신 1기 중 기형유발물질 노출(exposure to potential teratogens during the first trimester of pregnancy)

Potential teratogenic exposure to:	Unintended pregnancies (n = 657)	Intended pregnancies (n = 657)	RR (95% CI)	P value
Alcohol	143 (21.8)	79 (11.3)	1. 9 (95% CI 1.5-2.5)	<0.001
Medications	82 (12.5)	29 (4.2)	3.0 (95% CI 2.0-4.5)	<0.001
Smoking	46 (7.0)	33 (4.7)	1.5 (95% CI 1.0-2.3)	0.075
X-ray	16 (2.4)	6(0.9)	2.9 (95% CI 1.1- 7.2)	0.022
Any of the above	221 (33.6)	120 (17.2)	2.0 (95% CI 1.6-2.4)	<0.001

Total number of surveys = 1354. Data are n (%). The relative risks were esnmated without adjusnng data to any of the risks factors associated with unintended pregnancies.

2. 임신부의 약물 사용에 따른 부정적 임신 결과

임신부들의 다양한 이유로 잘못된 약물 사용은 결과적으로 기형아를 가지게 되거나 노출된 약물로 인한 발생할 수 있는 기형을 우려하여 임신중절을 선택하는 예도 적지 않다.

부정적 임신 결과의 사례를 소개하자면, 32세 여성이 뇌전증 치료를 위해 발프로익 산(valproic acid)을 복용 중 임신하였다. 항경련제 복용 시 추천되는 엽산제는 복용하지 않은 상태로 산부인과 외래에 처음 방문 시 엽산제를 고용량으로 5 mg 처방받았다. 그리고 임신 초기 초음파검사에서 태아는 특이 소견 없이 건강해 보였다. 하지만, 임신 중기 정밀 초음파 검사에서 태아의 허리뼈 부위에 물혹과 태아의 뇌에도 신경관 결손증이 의심되는 소견이 나타나 최종적으로 허리뼈 부위의 척수수막류(meningomyelocele)로 진단되었다. 이 기형은 척추와 경막에 선천적인 결손이 있어서 그 결손을 통하여 척추강 내에 있는 조직이 척추강 밖으로 나와 있고 피부 결손이 동반된 경우로 척수의 끝부분이 불완전하게 형성 및 해당 부위의 기능장애가 동반되어 배뇨 및 배변 장애, 하지운동장애, 다리와 발목의 변형이 생기고 뇌에 수두증 · 키아리 기형 · 척수공동증 등 중추신경계 기형이 나타날 수 있다. 이 임신부는 본인도

뇌전증으로 불편하지만, 남편의 직장이 불안정하여 집안 살림살이도 여의찮다며, 질환의 예후에 관해 설명을 듣고 임신을 유지할 수 없다고 하며 임신중절을 선택하였다. 이 환자의 경우 준비되지 않은 임신에 따른 부정적 임신 결과의 전형이라 할 수 있다. 하지만, 이후 이 환자의 경우 발프로익 산(valproic acid)보다 안전한 약이라 할 수 있는 카바마제핀으로 바꾸고 고용량(5 mg)의 엽산제를 복용하면서 다음 임신에서 정상아를 출산할 수 있었다.

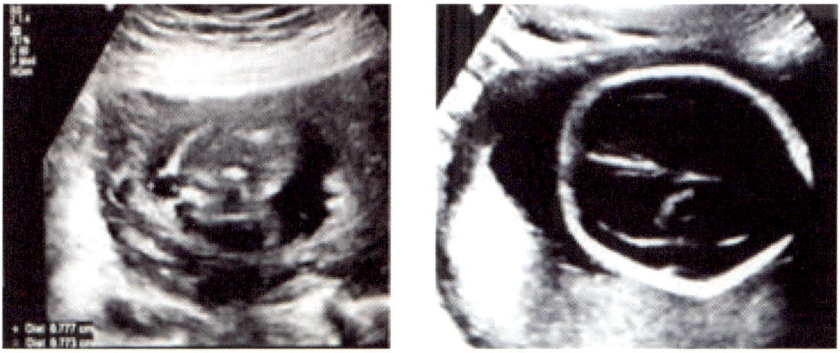

그림 3 본 증례에서 임신 20주 척수수막류를 보이는 초음파 소견

또 다른 사례로는 24세 여성이 심한 여드름 치료를 위해 이소트레티노인(isotretinoin)을 2년간 복용 중 임신이 된 경우로 귀 형성에 이상이 발생하였다.[9]

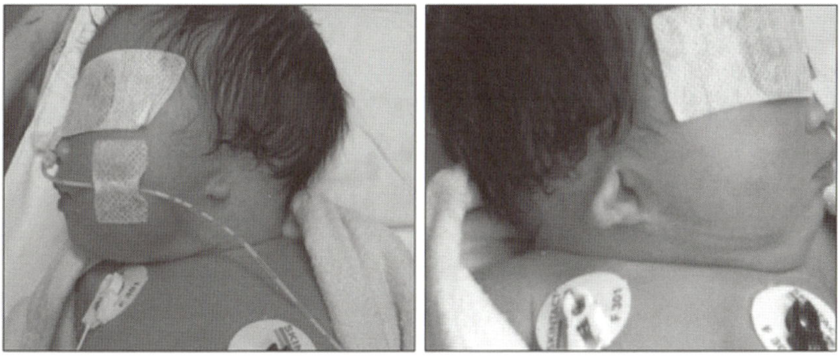

그림 4 이소트레티노인에 의한 귀 기형 국내 사례(microtia on right side and anotia on left side)

9 Lee SM, Kim HM, Lee JS, et al. A Case of Suspected Isotretinoin-Induced Malformation in a Baby of a Mother Who Became Pregnant One Month after Discontinuation of the Drug. Yonsei Med J. 2009;50(3):445-7.

한편, 보건복지부의 인공임신중절 실태조사 및 종합대책 수립 보고서(김해중 등, 보건복지부, 2004)에 의하면, 전체 인공임신중절 중 임신 초기 약 사용에 의한 기형 우려로 12.6%가 인공임신중절을 선택하는 것으로 밝히고 있다.[10]

3. 임신부의 약물 사용에 따른 긍정적 임신 결과

임신 중 저용량 아스피린 사용은 임신중독증을 예방하는 것으로 알려져 있다. Dimitriadis 등은 임신중독증은 태반 이상 발달, 전신 염증 작용, 모체의 혈관이상 등이 원인이 되지만, 임신 16주 이전에 시작하는 저용량 아스피린 복용은 34주 이전의 조기 임신중독증 예방에 도움이 되는 것으로 밝히고 있다.[11]

한편, 충격적이게도 34주 이전에 조기 임신중독증이 발생한 여성의 기대 수명은 평균 10년 단축된다. 또한 임신중독증 여성에게서 태어난 영아에게는 장기적으로 인슐린 저항성, 당뇨병, 관상동맥질환, 고혈압의 위험이 증가하게 된다.[12]

4. 모유수유부의 안전한 약물 사용

출산 후 산욕기에 산모에게 있어서 가장 중요한 것은 출산에 따른 합병증을 최소화하고 모유수유를 제대로 함으로써 아이를 건강하게 키우는 것이라 할 수 있다.

하지만, 모유수유부는 산후출혈, 유선염, 산후 갑상샘염, 산후우울증 등으로 다양한 약을 먹어야 할 수 있다. 이때 약물에 대한 잘못된 정보로 모유수유를 중단하거나 적절하게 치료하지 않아 병을 키우는 경우가 적지 않다.

모유수유부에게서 약물을 선택할 때는 모유수유의 장점을 고려하여 균형을 맞추어 약을 사용하는 것이 바람직하다.

10 보건복지부. 인공임신중절실태조사 및 종합대책수립 보고서. 2004.
11 Dimitriadis E, Rolnik DL, Zhou W, et al. Pre-eclampsia. Nat Rev Dis Primers. 2023;9(1):8. doi: 10.1038/s41572-023-00417-6
12 Poon LC, Shennan A, Hyett JA, et al. The International Federation of Gynecology and Obstetrics (FIGO) initiative on pre-eclampsia: A pragmatic guide for first-trimester screening and prevention. Int J Gynaecol Obstet. 2019;145:1-33. doi: 10.1002/ijgo.12802. Erratum in: Int J Gynaecol Obstet. 2019 Sep;146(3):390-391.

모유수유의 장점으로는 수유부 및 수유아에게 절대적으로 필요하며 영양적, 면역학적, 그리고 정서적으로 완전한 것으로 알려져 있다.

세계보건기구(WHO)는 6개월간은 완전 모유수유를 권장하고 있으며 세계보건기구와 유니세프는 생후 24개월 이상까지도 모유수유를 권장하고 있다.

하지만, 현실적으로 다양한 이유로 모유수유를 잘하지 못하고 있으며 6개월 모유수유도 40-50% 정도에 그치고 있다.

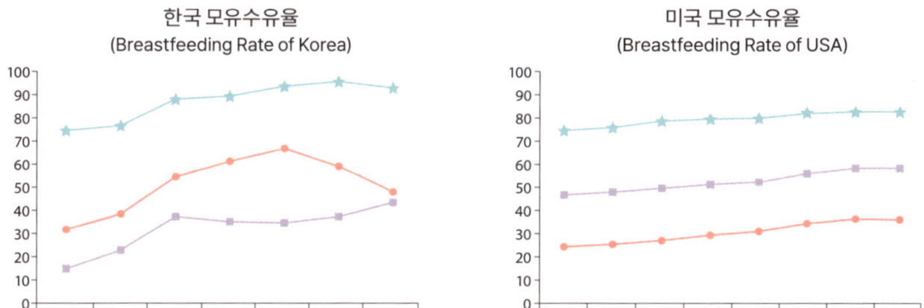

	2000	2003	2006	2009	2012	2015	2018
6개월	31.7	38.1	54.6	61.4	65.7	59.7	48.1
12개월	14.8	23.4	37.3	34.9	34.9	37.1	43.9
기간불문	75.2	77.4	89.3	90.3	93.5	95.1	94.2

	2009	2010	2011	2012	2013	2014	2015	2016
12개월	24.6	25.3	25.7	29.2	30.7	33.7	35.9	36.2
6개월	46.6	47.5	49.4	51.4	51.8	55.3	57.6	57.3
기간불문	76.1	76.7	79.2	80	81.1	82.5	83.2	83.8

그림 5 한국과 미국의 모유수유율[13]

따라서, 건강한 임신과 건강한 아이를 위해서 가임기의 임신 전 여성, 임신부, 그리고 모유수유부는 약물을 사용하기 전에 Ives TJ 등이 제안하는 다음 사항의 고려가 필수적이다.[14]

1) 약물요법이 꼭 필요한가?

2) 현재 지식수준에서 잠재적 독성이 가장 낮은 약물을 사용할 수 있는가?

3) 특정 약물 치료에 내재한 주요 위험은 무엇인가?

4) 이점이 위험보다 더 큰가?

---

13 대한모유수유학회. Available from: http://www.bfmed.co.kr/re/sub/mbi_read.html?cate=1&idx=936

14 Ives TJ, Tepper RS. Drug use in pregnancy and lactation. Prim Care. 1990;17(3):623-45. PMID: 2236340.

5) 약물 복용량과 기간을 조정하여 위험을 최소화할 방법은 무엇인가?

가능하다면 치료 기간에 태어난 신생아에게 이상 반응이 있는지 모니터링해야 하며, 심각한 문제가 발생하는 경우 약물 치료를 중단하여야 한다.

본론

임신부·모유수유부의
안전한 약물 사용

임신부·모유수유부의
안전한 약물 사용

CHAPTER 02

국내 임신준비 부부, 임신부 및 수유부의 다빈도 중요 질환의 선택

1. 다빈도 중요 질환의 정의

임신 관련 시기별 다빈도이면서 임신 결과 및 모유수유아의 건강에 중대하게 영향을 미치는 질환이다.

2. 임신 관련 시기별 다빈도 중요 질환 선택 프로세스

1) 기형유발물질 정보서비스인 마더세이프전문상담센터(http://mothersafe.co.kr/)의 최근 3년간 임신 전, 임신 중, 모유수유 중 질환으로 상담받았던 자료 바탕으로 다빈도 중요 질환을 고려한다.
2) Open AI (ChatGPT)를 통한 임신 전, 임신 중, 모유수유 중 다빈도 중요 질환 15가지 질문에 따른 결과 리스트를 얻는다.
3) 본 사업에 참여한 산부인과 교수, 대한모체태아의학회 및 한국모자보건학회의 전문가로 구성된 자문위원회를 통해 최종 시기별 10개 다빈도 중요 질환을 선정한다.

3. 임신 관련 시기별 다빈도 중요 질환 선택 과정

마더세이프 전문상담센터의 데이터 및 Open AI (ChatGPT) 기반 임신 전, 임신 중, 모유수유 중 다빈도 중요 질환을 선정한다.

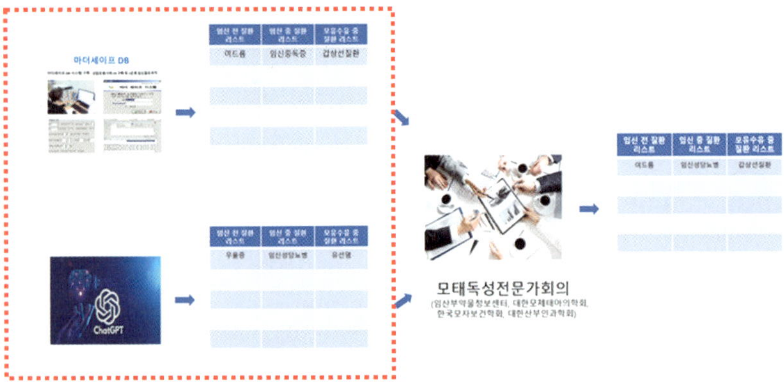

그림 6 마더세이프 전문상담센터의 데이터 및 Open AI (ChatGPT) 기반 임산부 다빈도 중요 질환의 선정 과정

국내의 임신 전, 임신 중, 모유수유 중 여성들이 사용하는 약물 중 다빈도이면서 모체뿐만 아니라 자궁 내 태아와 모유수유아의 건강에 영향을 미칠 수 있는 중요 질환을 선정하기 위한 과정으로 국제적 임산부약물정보센터의 하나인 마더세이프 전문상담센터(http://mothersafe.co.kr/)에서 시기별 상담사례들로 구성된 마더세이프 전문상담센터의 데이터베이스, 그리고 인공지능을 활용한 OPEN AI (ChatGPT)를 통해서 시기별 다빈도 중요 질환을 모태독성전문가들로 구성된 자문회의 이전에 파악한다.

1) 마더세이프 전문상담센터 상담 사례들

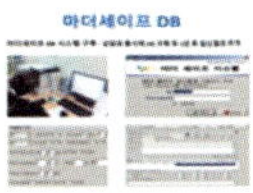

마더세이프 DB – 임신 전 계획임신 상담 사례들

311	국립중앙의료원(계획임신)	2020-08-26	류마티스관절염	
312	국립중앙의료원(계획임신)	2020-08-26	복부팽창	
313	국립중앙의료원(계획임신)	2020-08-26	편두통	
314	국립중앙의료원(계획임신)	2020-08-26	위염	Naproxen
315	국립중앙의료원(계획임신)	2020-08-26	위염	Mosapride citrate
316	국립중앙의료원(계획임신)	2020-08-26	무좀(남편이용)	Folic acid
317	국립중앙의료원(계획임신)	2020-08-27	갑상선항진증	Methimazole
318	국립중앙의료원(계획임신)	2020-08-27	탈모(배우자)	
319	국립중앙의료원(계획임신)	2020-08-28	다이어트	Fluoxetine HCl
320	국립중앙의료원(계획임신)	2020-08-28	척수술(전신마취)후 계획임신	
321	국립중앙의료원(계획임신)	2020-08-28	건선	Calcipotriol
322	국립중앙의료원(계획임신)	2020-08-31	대상포진	Almagate
323	국립중앙의료원(계획임신)	2020-08-31	피부진균증(남편복용)	Retinol palmitate
324	국립중앙의료원(계획임신)	2020-09-01	다이어트 보조식품	
325	국립중앙의료원(계획임신)	2020-09-02	여드름	
326	국립중앙의료원(계획임신)	2020-09-02	우울장애	
327	국립중앙의료원(계획임신)	2020-09-03	비타민A	
328	국립중앙의료원(계획임신)	2020-09-03	풍진접종	Attenuated live mumps v
329	국립중앙의료원(계획임신)	2020-09-07	탈모(남편복용)	Calcium pantothenate
330	전남대학교병원(계획임신)	2020-09-07		
331	국립중앙의료원(계획임신)	2020-09-09	고지혈증	
332	국립중앙의료원(계획임신)	2020-09-09	포도막염	Homatropine
333	국립중앙의료원(계획임신)	2020-09-09	우울증 약이름 모름	
334	국립중앙의료원(계획임신)	2020-09-10	피지조절	
335	국립중앙의료원(계획임신)	2020-09-11	불면증	Midazolam

그림 7 마더세이프 전문상담센터의 데이터 및 Open AI (ChatGPT) 기반 임산부 다빈도 중요 질환의 선정 과정

그림 7은 임신을 계획하는 여성들에서 질환으로 인한 약물 노출 사례들을 보여주고 있다. 갑상샘기능항진증으로 메티마졸(methimazole) 사용, 풍진 예방접종, 우울증, 불면증 등으로 약물 사용에 대한 내용이 포함되어 있다.

표 2 임신 전 다빈도 질환

연번	질환명	빈도
1	정신질환(공황장애, 불안장애, 수면장애, 조현병, 조울증, 우울증, 강박증, 불면증)	227
2	피부질환	181
3	코로나 백신 접종	100
4	영양제	98

연번	질환명	빈도
5	다이어트	70
6	여드름	63
7	위장질환	36
8	근육통	44
9	탈모	43
10	질염	43
11	감기	40
12	코로나감염	32
13	무좀	32
14	안과질환	32
15	두통	30
16	구충제	29
17	고혈압	28
18	비염	27
19	방광염	25
20	치과치료	24
21	귀질환	17
22	류마티스관절염	14
23	갑상선질환	14
24	고지혈증	12
25	치질	9
26	풍진접종	8
27	독감접종	6
28	골다공증	5
29	당뇨병	5
30	뇌전증	5

표 2는 마더세이프 전문상담센터의 데이터베이스(2020년 1월 1일부터 2021년 12월 31일)에서 임신 전 약물 상담 환자에서 다빈도 중요 질환 30개를 추출하였다. 상위

3대 질환은 우울증을 포함한 정신질환, 피부질환, 코로나 백신 접종이 포함되었다.

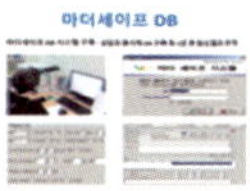

마더세이프 DB – 임신 중 상담 사례들

25295	#	0	11	1	50	52 알러지	Bepotastine besilate
25296	#	0	4	1	50	52 피부염	Minocycline HCl
25297	#	0	21	1	90	91 감기	chlorpheniramine maleate
25298	#	0	2.8	1	90	91 감기	Caffeine anhydrous
25299	#	0	4	1	120	신장결석	Alismatis rhizoma
25300	#	0	28.4	1	90	91 감기	Acetaminophen
25301	#	0	4.4	2	120	건강검진	Simethicone
25302	#	0	6.4	1	10	14 소화불량	Biodiastase
25303	#	0	14.5	3	20	21 맥립종	
25304	#	0	8.6	1	10	11 입덧	Pyridoxine HCl
25305	#	0	17	2	120	안면윤곽수술	Glycopyrrolate
25306	#	0	10.1	1	80	81 편두통	Divalproex sodium
25307	#	0	25.7	1	20	21 중이염	
25308	#	0	22.5	1	10	14 속쓰림	Sodium alginate
25309	#	0	32	3	50	52 두드러기	
25310	#	0	15.4	3	50	52 눈알러지	
25311	#	0	15	1	120	영양제	Vitamin B1
25312	#	0	15.1	1	90	91 감기	pelargonium sidoides 11% ε
25313	#	0	11.7	1	90	91 감기	
25314	#	0	9	1	120	코로나	chlorpheniramine maleate
25315	#	0	12.1	1	50	52 대상포진	Acyclovir
25316	#	0	5	1	90	91 독감	Acetaminophen
25317	#	0	15	3	20	21 맥립종	
25318	#	0	5.5	3	50	52 사마귀	Salicylic acid
25319	#	0	6.4	1	30	32 고혈압	
25320	#	0	4.5	1	120	영양제	Vitamin D
25321	#	0	5	1	80	81 두통	
25322	#	0	5.5	1	120	영양제	Vitamin D
25323	#	0	6.5	1	60	61 질염	Almagate
25324	#	0	12.1	1	90	91 감기	chlorpheniramine maleate

그림 8 마더세이프 전문상담센터: 임신부에게서의 약물 상담 사례들

그림 8은 임신 중 약물 상담 사례들을 보여주고 있다. 알레르기 질환으로 항히스타민제인 bepotastine besilate, 피부염에 minocyline, 대상포진 치료를 위해 acyclovir 사용 사례 등을 보여주고 있다.

표 3 마더세이프 전문상담센터: 임신 중 다빈도 중요 질환

연번	질환명	빈도
1	코로나감염	2,407
2	감기	1,544
3	피부질환	1,045
4	비만(다이어트)	954
5	위장장애	916
6	비염	903
7	정신질환(불안장애, 우울증, 수면장애 등)	792

연번	질환명	빈도
8	질염	583
9	여드름	569
10	안과질환	435
11	두통	373
12	방광염	339
13	대상포진	234
14	입덧	217
15	변비	182
16	헤르페스	164
17	구충제	145
18	고혈압	137
19	치질	136
20	천식	101
21	무좀	90
22	피임약	89
23	치과치료	79
24	구내염	77
25	중이염	75
26	편두통	74
27	요통	70
28	탈모	69
29	화상	62
30	고지혈증	58

표 3은 마더세이프 전문상담센터의 데이터베이스(2020년 1월 1일부터 2021년 12월 31일)에서 임신 중 다빈도 중요 질환 30개를 보여주고 있다. 상위 3개 질환은 코로나 감염, 감기, 피부질환이 포함되어 있다.

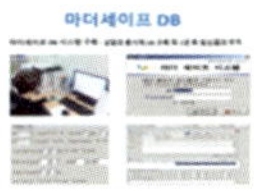

마더세이프 DB – 모유수유 중 상담 사례들

21808	국립중앙의료원(모유수유)	30	32 고혈압	Hydralazine HCl
21809	국립중앙의료원(모유수유)	50	52 알레르기	Lafutidine
21810	국립중앙의료원(모유수유)	90	91 감기	Ammonium chloride
21811	국립중앙의료원(모유수유)	20	21 유선염	
21812	국립중앙의료원(모유수유)	20	24 코로나백신	Moderna Covid-19 Vaccine inj.
21813	국립중앙의료원(모유수유)	50	52 염증	Polymyxin B sulfate
21814	국립중앙의료원(모유수유)	120	건강검진	
21815	국립중앙의료원(모유수유)	120	코로나확진	Magnesium carbonate
21816	국립중앙의료원(모유수유)	120	영양제	Vitamin c
21817	국립중앙의료원(모유수유)	70	71 손목통증	
21818	국립중앙의료원(모유수유)	120	건강검진	
21819	국립중앙의료원(모유수유)	120	코로나확진	Erdosteine
21820	국립중앙의료원(모유수유)	120	코로나확진	chlorpheniramine maleate
21821	국립중앙의료원(모유수유)	60	62 단유	
21822	국립중앙의료원(모유수유)	50	52 무좀	Ciclopirox
21823	국립중앙의료원(모유수유)	20	24 MMR백신	Attenuated live mumps virus
21824	국립중앙의료원(모유수유)	120	코로나확진	Mosapride citrate hydrate
21825	국립중앙의료원(모유수유)	80	84 불안장애	
21826	국립중앙의료원(모유수유)	50	52 대상포진	Desonide
21827	국립중앙의료원(모유수유)	120	코로나 확진	Ambroxol
21828	국립중앙의료원(모유수유)	90	91 감기	coptidis rhizoma butanol dried ext.(4.5-
21829	국립중앙의료원(모유수유)	120	코로나확진	Acetaminophen Encapsulate
21830	국립중앙의료원(모유수유)	50	52 소양증	
21831	국립중앙의료원(모유수유)	120	간수치상승	Ursodeoxycholic acid
21832	국립중앙의료원(모유수유)	120	코로나확진	Bepotastine besilate
21833	국립중앙의료원(모유수유)	90	91 감기	Caffeine anhydrous
21834	국립중앙의료원(모유수유)	120	코로나확진	Acetylcysteine
21835	국립중앙의료원(모유수유)	10	14 변비	Docusate sodium
21836	국립중앙의료원(모유수유)	90	91 감기	Aminoacetic acid
21837	국립중앙의료원(모유수유)	50	52 열상	

그림 9 마더세이프 전문상담센터: 모유수유부에서 약물 상담 사례들

그림 9는 모유수유 중 약물 상담 사례들을 보여주고 있다. 고혈압으로 hydralazine, 알레르기 질환에 lafutidine, 유선염 및 손목 통증 등을 보여주고 있다.

표 4 마더세이프 전문상담센터: 모유수유 중 다빈도 중요 질환

연번	질환명	빈도
1	감기	2,666
2	코로나감염	1,815
3	위장질환	1,588
4	피부질환	1,340
5	안과질환	671
6	유선염	661
7	치과질환	478
8	비염	431

연번	질환명	빈도
9	근육통	406
10	분만	361
11	두통	358
12	코로나 백신	323
13	질염	265
14	고혈압	245
15	방광염	242
16	정신질환(공황장애, 불안장애, 우울장애, 수면장애 등)	227
17	치질	199
18	갑상선질환	175
19	단유	157
20	무좀	154
21	변비	88
22	구충제	86
23	구내염	80
24	천식	63
25	생리통	57
26	편두통	57
27	중이염	51
28	화상	42
29	다이어트	40
30	요로결석	39

표 4는 마더세이프 전문상담센터 데이터베이스(2020년 1월 1일부터 2021년 12월 31일)에서 모유수유 중 다빈도 중요 질환 30개를 보여주고 있다. 상위 3개 질환은 감기, 코로나 감염, 위장질환이 포함되어 있다.

2) Open AI (ChatGPT)

표 5 ChatGPT: 대한민국의 임신 전 다빈도 중요 질환

연번	질환명
1	TB
2	STI
3	uterine fibroids
4	cervical cancer
5	stress and depression
6	diabetes
7	kidney disease
8	liver disease
9	hypertension
10	heart disease
11	blood and immune disorder
12	thyroid disorder
13	allergies and asthma
14	obesity
15	fetal genetic disease risk

표 5는 Open AI (ChatGPT)에서 임신 전 대한민국에서 다빈도 중요 질환 15개를 보여주고 있다. 상위 3대 질환은 TB (tuberculosis: 결핵), STI (sexual transmitted disease: 성 매개 질환), 그리고 uterine fibroid (자궁근종)가 포함된다.

표 6 ChatGPT: 대한민국의 임신 중 다빈도 중요 질환

연번	질환명
1	GDM
2	preeclampsia
3	preterm labor
4	placenta previa

연번	질환명
5	placental abruption
6	IUGR
7	PPROM
8	GBS infection
9	Rh incompatibility
10	maternal anemia
11	cholestasis of pregnancy
12	hyperemesis gravidarum
13	maternal hypertensive disorders
14	maternal infections
15	multiple gestation

표 6은 Open AI (ChatGPT)에서 대한민국에서 임신 중 다빈도 중요 질환 15개를 보여주고 있다. 상위 3대 질환은 GDM (gestational diabetes mellitus, 임신성 당뇨병), pre-eclampsia (전자간증) 그리고 preterm labor (조기 진통)이 포함된다.

표 7 Chat GPT: 대한민국의 모유수유 중 다빈도 중요 질환

연번	질환명
1	uterine hemorrhage
2	vaginal infection
3	mastitis
4	GI bleeding
5	retained placenta
6	uterine fibroids
7	postpartum depression
8	endometritis
9	postpartum hypertension
10	postpartum hemorrhage

연번	질환명
11	postpartum sleep diprivation (수면부족)
12	endometriosis
13	prolapse (탈장)
14	infertility
15	thrombosis

표 7은 Open AI (Chat GPT)에서 모유수유 중 대한민국에서 다빈도 중요 질환 15개를 보여주고 있다. 상위 3대 질환은 uterine hemorrhage (자궁출혈), vaginal infection (질 감염), 그리고 mastitis (유선염)가 포함된다.

마더세이프 전문상담센터의 데이터베이스 및 Open AI (ChatGPT) 기반 임신 전, 임신 중, 모유수유 중 다빈도 중요 질환을 바탕으로 모태독성학 전문가 자문회의를 통해 시기별 최종 질환 10가지씩 선정

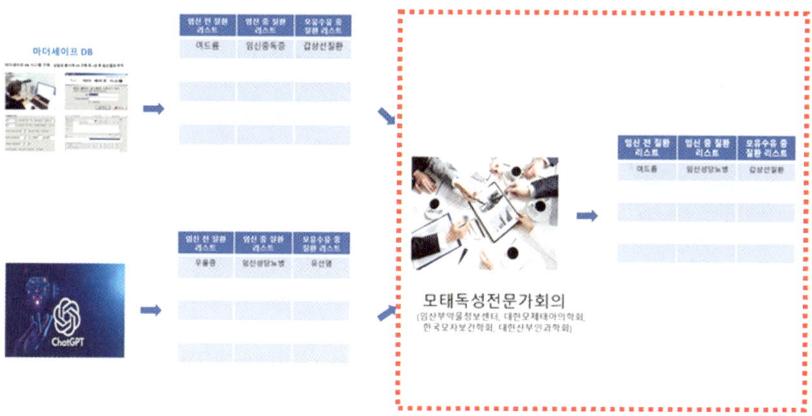

그림 10 모태독성학 전문가 자문회의를 통한 임산부 다빈도 중요 질환의 선정 과정

그림 10은 마더세이프 전문상담센터의 데이터베이스 바탕의 30개 및 Open AI (ChatGPT) 바탕의 15개의 다빈도 중요 질환을 중심으로 연구 참여 산부인과 전문의 및 임산부약물정보센터, 대한모체태아의학회 등의 약물 및 모자보건 전문가로 구성된 전문가 회의에서 시기별 다빈도 중요 질환 10개를 선정하는 과정이다.

3) 임신 전 다빈도 중요 질환 10가지

표 8 임신 전 다빈도 중요 질환 10가지

연번	질환명
1	두통
2	피부질환(여드름, 가려움증)
3	감기, 비염
4	비만
5	역류성 식도염, 위염
6	고혈압
7	당뇨병
8	뇌전증
9	정신질환(우울증, 수면장애, 공황장애)
10	자가면역질환(SLE, rheumatic disease, 갑상선질환)

표 8은 모태독성학 전문가 회의에서 최종적으로 선택된 임신 전 10개 질환을 보여주고 있다. 이들 중 상위 3대 질환은 두통, 피부질환(여드름, 가려움증) 그리고 감기와 비염이 포함된다.

4) 임신 중 다빈도 중요 질환 10가지

표 9 임신 중 다빈도 중요 질환 10가지

연번	질환명
1	임신 중 당뇨 질환(GDM, PDM)
2	임신 중 고혈압 질환(GHTN, PE, chronicHTN)
3	임신성 오조(hyperemesis gravidarum)
4	호흡기질환(감기, 코로나19, 천식)
5	비뇨생식기 질환(질염, 방광염, 급성신우신염)
6	자가면역질환(SLE, 항인지질증후군)
7	조기진통(preterm labor), 조기양막파수(PPROM)
8	역류성 식도염, 위장장애
9	갑상샘 기능 저하증/항진증
10	우울장애

표 9는 모태독성학 전문가 회의에서 최종적으로 선택된 임신 중 10개 질환을 보여주고 있다. 이들 중 상위 3대 질환은 임신 중 당뇨 질환, 임신 중 고혈압 질환, 그리고 임신성 오조가 포함된다.

5) 모유수유 중 다빈도 중요 질환 10가지

표 10 모유수유 중 다빈도 중요 질환 10가지

연번	질환명
1	분만 후 산욕기 관리
2	호흡기질환(감기 등)
3	고혈압
4	관절통, 근육통, 건초염
5	유선염
6	갑상샘 질환(갑상샘기능저하증, 갑상샘기능항진증)

연번	질환명
7	피부 질환(두드러기, 건선, 여드름)
8	산후출혈(자궁수축부전, 잔류태반)
9	산후 정신질환(우울증, 불안증)
10	치과 질환(우식증, 발치)

표 10은 모태독성 전문가 회의에서 최종적으로 선택된 모유수유 중 10개 질환을 보여주고 있다. 이들 중 상위 3대 질환은 분만 후 산욕기 관리, 호흡기질환(감기 등), 그리고 고혈압이 포함된다.

CHAPTER 03

임신 전 다빈도 중요 질환

임신 초기 약물에 노출될 수 있는 다빈도 중요 10대 만성질환인 두통, 피부질환(여드름, 가려움증, 아토피 피부염), 감기, 비만, 역류성 식도염이나 위염, 고혈압, 당뇨병, 뇌전증, 우울장애(수면장애, 공황장애), 자가면역질환(전신 홍반 루푸스[systemic lupus erythematosus, SLE], 류마티스 질환, 갑상샘 질환)을 중심으로 살펴보기로 한다.

임신 초기 자연유산율은 15-20%[15]로 알려져 있고, 염색체 이상을 포함한 이상소견은 산전 검사에서 확인되지 않더라도 기본기형발생률(baseline risk)은 3-6%[16]로 알려져 있다.

1. 임신 전 다빈도 중요 질환과 약물 사용

1) 두통

(1) 두통의 분류와 치료

두통은 전체 인구의 90% 이상, 남녀의 절반 이상이 1년에 적어도 1회 이상의 두통을 경험한다. 두통은 일차성과 이차성 두통으로 나누어지지만, 본 연구에서는 일

15 BMC Pregnancy Childbirth. 2017;17:437.
16 https://www.cdc.gov/globalhealth/stories/2022/world-birth-defects-day-2022.html

차성 두통에 대해 분석하고자 한다.

일차성 두통은 만성 지속성 혹은 반복성 두통의 가장 흔한 형태로 편두통, 긴장형 두통, 군발두통, 원인 미상의 두통이 있다.[17] 일차성 두통의 종류와 양상은 표 11[18]과 같다.

표 11 일차성 두통의 종류와 양상

종류	두통 지속 시간	통증 강도	통증 양상	동반 증상	일상생활로 악화 정도
편두통	4~72시간	경·중증 (moderate-severe)	박동성	빛 공포증(photophobia), 소음 공포증(phonophobia), 오심, 구토	일상생활로 종종 악화됨
긴장성 두통	수시간 ~지속	경증 (mild-moderate)	비박동성 짓누르는 양상	동반 증상이 거의 없으나, 빛 공포증, 소음 공포증, 경증의 오심을 동반	일상 신체활동으로 악화되지는 않음
군발 두통	15~180분	중증 (severe or very severe)	매우 심한 통증	편측 안구 주위, 전두부, 측두부에 매우 심한 두통과 자율신경증상 동반, 주기성, 군발성의 반복 양상을 보임	통증으로 인해 불안, 초조 증상이 보일 수 있음

긴장성 두통의 경우 아스피린(aspirin, 500 mg 또는 1,000 mg), 아세트아미노펜(acetaminophen)이 효과적인 것으로 알려져 있다.[19] 편두통은 1년 동안 인구의 15%가 경험하는 것으로 알려져 있고,[20] 국내 편두통의 유병률은 6.5%로 추산되며 여자에서 남자보다 3배 정도 많이 발생하는 것으로 알려져 있다.[21] 편두통 1차 치료제로는 비스테로이드성 소염진통제(non-steroidal anti-inflammatory drugs, NSAIDs), 파라세타몰(paracetamol, acetaminophen), 돔페리돈(domperidone), 맥페란(metoclopramide)을 사용해 볼 수 있고, 2차 치료제로 수마트립탄(sumatriptan), 졸미트립탄(zolmitriptan), 나라

17 Headache Classification Committee of the International Headache Society (IHS) the International Classification of Headache Disorders. 3rd ed. Cephalalgia; 2018. pp. 1-211.
18 Eigenbrodt AK, Ashina H, Khan S, et al. Diagnosis and management of migraine in ten steps. Nat Rev Neurol. 2021;17(8):501-14.
19 Steiner TJ, Lange R, Voelker M. Aspirin in episodic tension-type headache: Placebo-controlled dose-ranging comparison with paracetamol. Cephalalgia. 2003;23:59-66.
20 BD 2016 Neurology Collaborators. Global, regional, and national burden of neurological disorders, 1990-2016: a systematic analysis for the Global Burden of Disease Study 2016. Lancet Neurol. 2019;18:459-80.
21 국가건강정보포털[인터넷]. Available from: https://health.kdca.go.kr/healthinfo/

트립탄(naratriptan) 등이 있다. 3차 치료제로 우브로게판트(ubrogepant), 리메게판트(rimegepant), 라스미디탄(lasmiditan)을 사용해 볼 수 있다.[22] 수마트립탄(sumatriptan), 졸미트립탄(zolmitriptan), 나라트립탄(naratriptan) 등은 비교적 부작용이 적지만 일부에서 가슴 또는 흉부의 압박감, 저림, 이상한 느낌 등이 나타날 수 있고, 특히 관상동맥을 수축시킬 수 있으므로 허혈성 심장질환을 가진 환자에게 사용 시 주의해야 한다. 반면, 라스미디탄(lasmiditan)의 경우 임신 중 금기이다.

(2) 두통 치료를 위한 약제와 임신 전 안전성

보통 임신 초기에는 임신인 줄 모르고 복용하는 진통제 중에 가장 많은 약이 NSAIDs일 것이다. 해열, 진통, 소염 효과를 나타내는 NSAIDs와 해열, 진통 효과를 나타내는 아세트아미노펜은 비마약성 진통제로 불리며, 전 세계적으로 많이 사용되고 있다.[23] 마더세이프전문상담센터[24]의 임신 전 다빈도 복용 약물 분석 결과를 살펴보면 진통제 중에 아세트아미노펜, 이부프로펜, 록소프로펜, 덱시부프로펜, 아세클로페낙 순이다.

가. 아세트아미노펜(acetaminophen), 파라세타몰(paracetamol)

(가) 약리 기전

비마약성 진통제는 크게 아세트아미노펜(acetaminophen)과 NSAIDs로 나눌 수 있다.[25] 아세트아미노펜(acetaminophen)은 대뇌에서 아라키돈산(arachidonic acid)을 프로스타글란딘(prostaglandin, PG)으로 전환시키는 고리형산소화효소(cyclooxygenase, COX)를 방해하여 효과를 나타내는 것으로 알려져 있다. 진통과 해열 작용을 하는 이 약물은 말초보다는 중추적으로 PG의 합성억제에 관여하는 것으로 보고되고 있어 말초조직에서 COX 억제 효과와 항염증 작용이 그리 크지 않아 소염 효과는 없는 것

22 Eigenbrodt AK 외 다수. 앞의 논문.
23 김도현, 배성하, 이실로, 외. 주요 비마약성 진통제 비교. 대한약국학회지. 2019;5(1):34-45.
24 임산부약물정보센터 · 마더세이프. Available from: http://mothersafe.co.kr/
25 Kim DH. Cancer Pain Management: Non-opioid Analgesics. J Korean Med Assoc. 2010;53(2):164-8.

으로 보고되고 있다.[26,27]

(나) 파라세타몰 종류

표 12 아세트아미노펜(파라세타몰) 포함 제품군

종류	성분
타이레놀	아세트아미노펜 500 mg
타이레놀 ER 서방정	아세트아미노펜 650 mg
우먼스 타이레놀	아세트아미노펜 500 mg + 파마브롬 50 mg
게보린	아세트아미노펜 500 mg + 이소프로필안티피린 150 mg + 카페인무수물 50 mg
펜잘큐	아세트아미노펜 300 mg + 에펜자미드 50 mg + 카페인무수물 50 mg

(다) 임신 전 임신부 안전성

아세트아미노펜(acetaminophen, APAP, paracetamol, tylenol, datril, panadol)은 대부분의 연구에서는 부작용을 증가시키지 않았지만, 일부 연구에서는 잠복 고환, 소아천식, 신경 발달 문제와 연관성이 있다는 보고가 있다.[28] NSAIDs를 임신 중 사용 후 유산 위험이 증가한 전향적 연구에서 아세트아미노펜(acetaminophen)을 사용한 여성들 사이에서는 유산의 위험이 증가하지 않았고,[29] 임신 초기 다른 약물과 함께 사용하는 경우 기형아 발생 보고가 있으나 아세트아미노펜(acetaminophen) 단일 제제 사용 시에는 기형아 발생 및 신경관 결손 발생과 연관성은 떨어지는 것으로 알려져 있다.[30,31] 임신 1기 및 2기에 아세트아미노펜(acetaminophen)을 사용한 경우 잠복 고환 위험도가 발생할 수 있으며(HR 1.33, 95% CI 1.00-1.77),[32] 또 다른 연구에서는 임신

26 Lee TJ, Kim DS. Fever. Korean Journal of Pediatrics. 2007;50(2).
27 Kim KH. Pain pharmacology. J Korean Acad Fam Med. 2003;24:312-20.
28 Reprotox[Internet]. Available from: https://reprotox.org/member/agents/17125
29 Li D-K, Liu L, Odouli R. Exposure to non-steroidal anti-inflammatory drugs during pregnancy and risk of miscarriage: population based cohort study. BMJ. 2003;327:368-70.
30 Aselton P, Jick H, Hilunsky A, et al. First-trimester drug use and congenital disorders. Obstet Gynecol. 1985;65:451-5.
31 Shaw GM, Todoroff K, Velie EM, et al. Maternal illness, including fever, and medication use as risk factors for neural tube defects. Teratology. 1998;57:1-7.
32 Jensen MS, Rebordosa C, Thulstrup AM, et al. Maternal use of acetaminophen, ibuprofen, and acetylsalicylic acid during pregnancy and risk of cryptorchidism. Epidemiology. 2010;21:779-85.

1기가 아닌 2기에 사용하는 경우 잠복고환의 위험도가 증가한다고 보고하였다(OR 2.78, 95% CI 1.13-6.84).[33]

임신 전 아세트아미노펜(acetaminophen)을 사용한 경우 소아천식의 발생 위험을 증가시킨다는 보고는 없다. 임신 중 아세트아미노펜(acetaminophen)의 사용에 대한 많은 연구들이 진행 중이나 선행된 연구 결과들이 상반된 결과를 보여, 천식과 임신 중 아세트아미노펜(acetaminophen)의 사용과 관련성에 대한 논의는 아직 이른 것으로 판단된다.[34]

임신 주기 중 기간에 상관없이 6주에서 20주 이상 아세트아미노펜(acetaminophen)을 사용하는 경우 주의력결핍/과잉행동장애(attention deficit/hyperactivity disorder, ADHD)의 위험도가 8일 미만 사용하는 경우 위험도는 증가하지 않으나(HR 0.90, 95% CI 0.81-1.00), 29일 이상 사용하는 경우 2.2배 높았으며(HR 2.20, 95% CI 1.50-3.24), 발열 및 감염 증상이 있어 아세트아미노펜(acetaminophen)을 22-28일 사용한 경우 6배 높아진다고(HR 6.15, 95% CI 1.71-22.05) 보고된 연구도 있다.[35]

나. 비스테로이드성 소염진통제(NSAIDs)

(가) 약리 기전

NSAIDs의 경우에도 COX를 억제해 아라키돈산(arachidonic acid)으로부터 PG의 합성을 감소시킨다. PG의 합성을 억제하여 말초성으로도 작용하고 중추성 진통 효과도 같이 가지며 부가적인 소염 효과도 가지고 있다. PG는 Thromboxane, Prostacycline (PGI2) 등으로 바뀌어 혈관 확장, 혈소판 응집 등의 작용을 촉진하는데, NSAIDs가 이러한 단계를 저해함으로써 해열, 진통, 소염 효과와 혈관 조절 또는 혈소판 기능 조절 등의 여러 가지 유용한 임상적 반응을 나타낸다(그림 11).[36]

---

33 Kristensen DM, Hass U, Lesne L, et al. Intrauterine exposure to mild analgesics is a risk factor for development of male reproductive disorders in human and rat. Hum Reprod. 2011;26(1):235-44.
34 Reprotox[Internet]. Available from: https://reprotox.org/member/agents/17125
35 Ystrom E, Gustavson K, Brandlistuen RE, et al. Prenatal exposure to acetaminophen and risk of ADHD. Pediatrics. 2017;140(5):e20163840.
36 Ahn GY, Bae SC. Strategies for the safe use of non-steroidal anti-inflammatory drugs. J Korean Med. Assoc 2018;61(6):367-75.

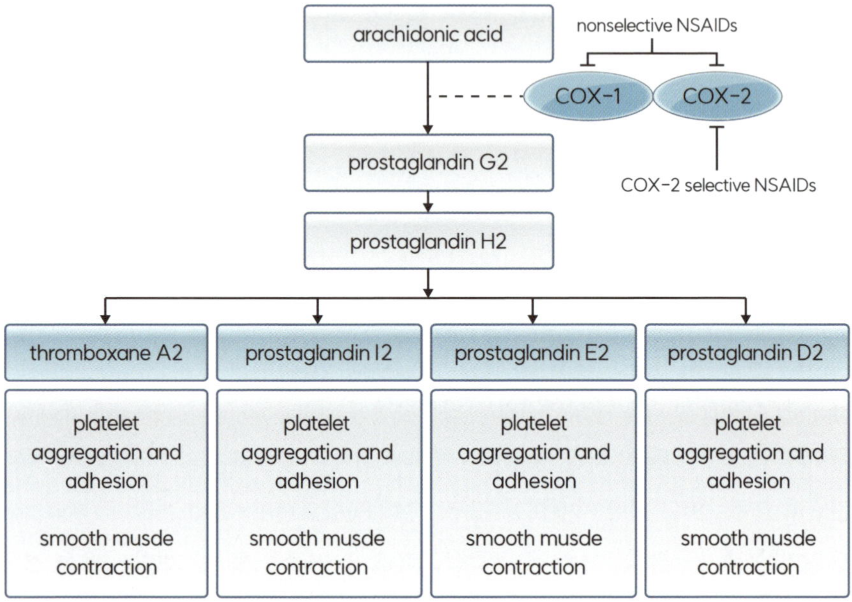

그림 11 프라스타노이드 형성 경로와 기능(pathway of prostanoid formation and illustration of functions): NSAIDs, non-steroidal antiinflammatory drugs, COX, cyclooxygenase

(나) NSAIDs(비스테로이드성 소염진통제가 태아/신생아에 미치는 영향 통제) 종류

표 13 NSAIDs 종류[37]

Drug	Average oral dose (mg)	Maximal daily dose (mg)	Comments
acetaminophen	650 mg q 4 hr	4,000 mg/d	no anti-inflammatory effect no platelet dysfunction
aspirin	650 mg q 4 hr	6,000 mg/d Propionic Acids	not recommend in asthma
ibuprofen	400-600 mg q 6 hr	3,200 mg/d	less side effect

37 Kim KH. 앞의 논문

Drug	Average oral dose (mg)	Maximal daily dose (mg)	Comments
naproxen	250-500 mg q 12 hr	1,500 mg/d	less side effect than indomethacin or aspirin
ketoprofen	50 mg q 6-8 hr	300 mg/d Phenylacetic Acids	
diclofenac	75 mg q 8 hr	200 mg/d Salicylate Salts	longer analgesia than aspirin
sulindac	150-200 mg q 12 hr	400 mg/d Pyrrolacetic Acids	less renal adverse effect
ketorolac	30-60 mg q 6 hr	120-150 mg/d Anthranilic Acids	limited treatment to 5 day, precipitate renal failure in dehydrated patients
mefenamic acid	500 mg, 250 mg q 6 hr	1,000 mg/d Enolic Acids	diarrhea
meloxicam	7.5-15 mg q 24 hr	15 mg/d	tenfold selective for cox-2
piroxicam	10-20 mg q 12-24 hr	40 mg/d Naphthylakanone	increased risk of gastric ulcer in more than 3 wks medication
nabumethone	1,000 mg q 12-24 hr	2,000 mg/d Indolacetic Acids	fewer GI side effect
indomethacin	25 mg q 8-12 hr	200 mg/d COX-2 inhibitor	high incidence of GI, CNS side effect
celecoxib	200 mg q 12-24 hr	400 mg/d	less GI side effect, no platelet effect

(다) 임신 전 임신부 안전성

비스테로이드성 소염진통제(NSAIDs)는 임신 12주 이내 복용한 경우 유산의 위험을 증가시키는 것으로 알려져 있다.[38,39] 임신 초기이거나 1주일 이상 NSAIDs를 복용한 경우 유산의 위험은 더욱 증가한다.[40] 임신 초기 NSAIDs 복용과 배벽갈림

38 Nielsen GL, Sorensen HT, Larsen H, et al. Risk of adverse birth outcome and miscarriage in pregnant users of non-steroidal anti-inflammatory drugs; population based observational study and case-control study. BMJ. 2001;322:266-70.

39 Nielsen GL, Skriver MV, Pedersen L, et al. Danish group reanalyses miscarriage in NSAID users. BMJ. 2004;328:109.

40 Li D-K, Liu L, Odouli R. Exposure to non-steroidal anti-inflammatory drugs during pregnancy and risk of miscarriage: population based cohort study. BMJ. 2003;327:368-70.

증(gastroschisis), 선천성 심장 기형의 관련성에 관한 선행 연구들은 상반된 연구 결과들이 보고되고 있다. 덱스이부프로펜의 경우 초기 노출 후 자연 유산율은 7.4%(13/176)로 보고된 바 있다.[41] NSAIDs는 동맥관 조기 폐쇄로 인해 임신 20-32주 사이에는 사용에 주의를 할 필요가 있다. 2023년 180만 건의 임신 초기 NSAIDs에 노출된 한국 데이터를 분석한 연구논문에서는 임신 초기 NSAIDs의 복용과 신생아 선천성 기형의 위험([RR 1.14, 95% CI 1.10-1.18], 저체중아[RR 1.29, 95% CI 1.25-1.33], 양수과소증[RR 1.09, 95% CI 1.01-1.19])을 약간 증가시키는 것으로 보고하였다.[42]

아스피린(aspirin)

2002년 메타분석 논문에서는 임신 초기 아스피린(aspirin)의 사용과 선천성 결함이 증가하지 않는다고 보고하였고,[43] 일부 환자-대조군 연구에서 임신 초기 아스피린 사용이 선천성 기형을 유발한다고 보고하였으나 약물 사용으로 인한 일관된 연구 결과는 없다. 구개열 증가,[44]사산 및 출생 시 체중 감소와 관련이 있으나 선천성 기형의 위험은 증가하지 않는다고 보고하였다.[45]

돔페리돈(domperidone)

임신 중 사용하는 경우 주산기 예후에 크게 영향이 없다고 알려져 있으며,[46] 특히 임신 제1 삼분기에 돔페리돈에 노출된 120명의 산모에게서 기형이나 유산의 위험을 증가시키지는 않았다.[47]

맥페란(metoclopramide)

임신 중 사용하는 경우 선천성 기형 위험은 증가하지 않는다고 알려져 있으며,

---

41 한정열 외. 모태독성학. 제2판. 군자출판사; 2016. p. 857.
42 Choi EY, Jeong HE, Noh Y, et al. Neonatal and maternal adverse outcomes and exposure to nonsteroidal anti-inflammatory drugs during early pregnancy in South Korea: A nationwide cohort study. PLoS Med. 2023;20(2):e1004183.
43 Kozer E, Nikfar S, Costei A, et al. Aspirin consumption during the first trimester of pregnancy and congenital anomalies: a meta-analysis. Am J Obstet Gynecol. 2002;187:1623-30.
44 Saxen I: Associations between oral clefts and drugs taken during pregnancy. Int J Epidemiol. 1975;4:37-44.
45 Turner G, Collins E. Fetal effects of regular salicylate ingestion during pregnancy. Lancet. 1975;2:338-9.
46 Reprotox[Internet]. Available from: https://reprotox.org/member/agents/21417
47 Choi JS, Han JY, Ahn HK, et al. Fetal and neonatal outcomes in women taking domperidone during pregnancy. J Obstet Gynaecol. 2013;32(2):160-2.

특히 입덧이나 오심 구토 등으로 임신 초기에 노출된 산모들에게 있어 선천성 기형의 위험은 증가하지 않았다.[48,49,50]

그 외 편두통 치료제[51]

¤ Triptans: 수마트립탄(sumatriptan), 졸미트립탄(zolmitriptan), 나라트립탄(naratriptan), 리자트립탄(rizatriptan)

임신 제1 삼분기에 수마트립탄에 노출된 산모의 경우 선천성 기형이 있었다는 보고[52]도 있었지만, 대부분의 연구에서는 주요 선천성 기형은 발견되지 않았다.[53,54,55,56]

¤ Gepants: 우브로게판트(ubrogepant), 리메게판트(rimegepant)

동물실험에 근거하여 두 약제 모두 임신 중 사용과 선천성 기형과의 관련성은 없는 것으로 알려져 있고, 아직 Human data는 없어[57] 사용 시 주의가 필요하다.

¤ Ditans: 라스미디탄(lasmiditan)

쥐와 토끼 대상 동물실험에서 선천성 기형이 증가하는 것으로 보고되어 임신 중 사용은 금한다.[58]

---

48 Pasternak B, Svanstrom H, Molgaard-Nielsen D, et al. Metoclopramide in pregnancy and risk of major congenital malformations and fetal death. JAMA. 2013;310(15):1601-11.
49 Hishinuma K, Yamane R, Yokoo I, et al. Pregnancy outcome after first trimester exposure to domperidone-An observational cohort study. J Obstet Gynaecol Res. 2021;47:1704-10.
50 Schrager NL, Parker SE, Werler MM for the National Birth Defects Preventions Study. The association of nausea and vomiting of pregnancy, its treatments, and select birth defects: Findings from the National Birth Defect Prevention Study. Birth Defects Res. 2023;115:275-89.
51 Eigenbrodt AK 외. 앞의 논문.
52 Ephross SA, Sinclair SM. Final results from the 16-year sumatriptan, naratriptan, and treximet pregnancy registry. Headache. 2014;54(7):1158-72.
53 Wilton LV, Pearce GL, Martin RM, et al. The outcomes of pregnancy in women exposed to newly marketed drugs in general practice in England. Br J Obstet Gynaecol. 1998;105:882-9.
54 Nezvalov-Henriksen K, Spigset O, Nordeng H. Triptan exposure during pregnancy and the risk of major congenital malformations and adverse pregnancy outcomes: results from the Norwegian Mother and Child Cohort Study. Headache. 2010;50(4):563-75.
55 AuroMedics Pharma. Sumatriptan product labeling[Internet]. 2022. Available from: https://dailymed.nlm.nih.gov/dailymed/fda/fdaDrugXsl.cfm?setid=c009976a-4e29-4aeb-9e55-a88766ebb1fb&type=display
56 Spielmann K, Kayser A, Beck E, et al. Pregnancy outcome after anti-migraine triptan use: A prospective observational cohort study. Cephalalgia. 2018;38(6):1081-92.
57 Reprotox[Inernet]. Available from: https://reprotox.org/member/agents/30031, 30015
58 Reprotox[Inernet]. Available from: https://reprotox.org/member/agents/30385

2) 피부질환

(1) 주요 피부질환: 여드름, 가려움증

가. 여드름

여드름의 치료는 일반적으로 과다하게 분비되는 피지를 조절하고 이상 증식된 각질 세포를 교정하며 모낭에서 세균 증식을 억제하는 작용 등으로 이루어진다. 여드름 치료제는 크게 외용제와 경구제로 나눌 수 있다. 여드름 치료제의 종류는 표 14와 같다.

표 14 여드름 치료제의 종류[59]

용법	분류	성분
외용제	레티노이드	트레티노인
		아다팔렌
	항생제	클린다마이신
		나디플록사신
	기타	과산화벤조일
		아젤라산
		살리신산
		이부프로펜피코놀
	복합제	에리트로마이신 + 이소트레티노인
		과산화벤조일 + 클린다마이신
		과산화벤조일 + 아다팔렌
		황 + 살리신산
		황 + 레소시놀 + 산화아연 + 에녹솔론

59 약학정보원[인터넷]. 약물백과. 여드름약. Available from: http://www.health.kr/researchInfo/encyclopedia.asp

경구제	레티노이드	이소트레티노인
	항생제	독시사이클린
		미노사이클린
		테트라사이클린
	경구용 피임약	에스트로겐 + 프로게스테론

나. 가려움증

병적인 가려움은 크게 피부과적 질환, 내과적 기저질환을 동반한 가려움, 신경병적 가려움, 심인성 가려움 크게 4가지로 분류된다. 피부에서 발생하는 만성가려움증은 피부 건조증, 아토피 피부염, 옴, 두드러기, 알레르기 접촉피부염, 건선 등에 의해 나타날 수 있다.[60]

가려움증에 흔히 보습제를 사용하여 보존적 치료를 우선하고, 경구제로 항히스타민제, 신경학적 약물, 항우울제, 국소 바르는 약으로는 국소 스테로이드, 국소 칼시뉴린 억제제를 사용해 볼 수 있고, 자외선 치료도 가능하다.[61] 1세대 항히스타민제에는 디펜히드라민(diphenhydramine), 클로르페니라민(chlorpheniramine), 히드록시진(hydroxyzine) 등이며, 1세대 항히스타민제는 혈액 뇌 장벽을 쉽게 넘어서서 진정 작용과 항콜린성 부작용을 잘 일으키는 것으로 알려져 있다.[62] 반면, 진정 작용이 적으며 항콜린성 효과가 거의 없고 1세대와 비교하여 다른 약물과의 상호작용이 적고 투여량이 적은 2세대 항히스타민제가 일차 요법으로 권장된다.[63] 2세대 항히스타민제에는 팩소페나딘(fexofenadine), 세티리진(cetirizine), 레보세티리진(levocetirizine), 로라타딘(loratadine), 루파타딘(rupatadine), 에바스틴(ebastine) 등이 있다. 선택적 세로토닌 재흡수 억제제(paroxetine, sertraline, fluvoxamine, fluoxetine)는 심인성 가려움증 외에도 다양한 종류의 가려움증에도 효과가 있는 것으로 보고되었다.[64] 아미트립틸린(amitriptyline)과 같은 tricyclic antidepressants 또한 때때로 만성가려움증을

60 안윤혜, 강혜련. 만성 가려움의 병태생리와 감별 진단 및 치료. Allergy Asthma Respir Dis. 2021;9(4):189-202.
61 정민재, 최용원, 정보영, 외. 가려움증의 병태생리와 최신치료. J Korean Med Assoc. 2018;61(11):670-7.
62 Adelsberg BR. Sedation and performance issues in the treatment of allergic conditions. Arch Intern Med. 1997;157:494-500.
63 Grattan C, Powell S, Humphreys F. British Association of Dermatologists. Management and diagnostic guidelines for urticaria and angio-oedema. Br J Dermatol. 2001;144:708-14.
64 Stander S, Bockenholt B, Schurmeyer-Horst F, et al. Treatment of chronic pruritus with the selective serotonin reuptake inhibitors paroxe-tine and fluvoxamine: results of an open-labelled, two-arm proof-of-concept study. Acta Derm Venereol. 2009;89:45-51.

치료하는 데 사용되지만, 아직까지는 근거가 불충분하다.[65]

(2) 피부질환 치료를 위한 약제와 임신 전 안전성

가. 레티노이드(retinoid)계 약물: 비타민 A 유도체

비타민 A 유도체(이소트레티노인[isotretinoin] 및 기타 레티노이드[retinoid])는 기형 발생의 위험이 있으므로 임신 전 사용을 금한다. 이소트레티노인(isotretinoin)은 자연유산 및 조산의 위험을 증가시키고,[66] 물뇌증, 소두증, 귀, 눈, 얼굴 및 사지 이상 등 선천성 기형을 일으키는 것으로 알려져 있다.[67,68] 이소트레티노인(isotretinoin)은 임신 시도 최소 1개월 전에 중단하는 것을 권장하고 있다.[69] 이소트레티노인(isotretinoin)에 노출된 367건의 임신에서 정상 출산의 9.3%에서 기형이 발생하였으며,[70] 2021년 메타분석에서는 노출된 영아의 15%에서 주요 기형이 발생하였다.[71]

국소 레티노이드(retinoid)에 노출된 235건의 임신에서 주요 또는 경미한 기형 및 자연유산은 증가하지 않았다고 보고하였지만 연구 결과의 정확도에 대해서는 알려지지 않았다.[72]

나. 경구 항생제

¤ **독시사이클린**(doxycycline), **테트라사이클린**(tetracycline)

임신 제1 삼분기에 노출된 41명 중 1명이 복직근이개(Diastasis recti)[73]와 노출된

65 Yosipovitch G, Samuel LS. Neuropathic and psychogenic itch. Dermatol Ther. 2008;21:32-41.
66 Stander S, Bockenholt B, Schurmeyer-Horst F, et al. Treatment of chronic pruritus with the selective serotonin reuptake inhibitors paroxe-tine and fluvoxamine: results of an open-labelled, two-arm proof-of-concept study. Acta Derm Venereol. 2009;89:45-51.
67 Lee SM, Kim HM, Lee JS, et al. A case of suspected isotretinoin-induced malformation in a baby of a mother who became pregnant one month after discontinuation of the drug. Yonsei Med J. 2009;50(3):445-7.
68 Farhidnia N, Memarian A. Congenital anomalies following use of isotretinoin: Emphasis on its legal aspects. Med Leg J. 2017;85(1):33-4.
69 Recommendations for isotretinoin use in women of childbearing potential. Teratology. 1991;44:1-6.
70 Henry D, Dormuth C. Winquist B, et al. Occurrence of pregnancy and pregnancy outcomes during isotretinoin therapy. CMAJ. 2016;188(10):723-30. Available from: https://www.ncbi.nlm.nih.gov/pmc/articles/PMC4938682/
71 Choi EJ, Kim N, Kwak HS, et al. The rates of major malformations after gestational exposure to isotretinoin: A systematic review and meta-analysis. Obstet Gynecol Sci. 2021;64(4):364-73.
72 Panchaud A, Csajka C, Merlob P, et al. Pregnancy outcome following exposure to topical retinoids: A multicenter prospective study. J Clin Pharmacol. 2012;52:1844-51.
73 Eric M, Sabo A. Teratogenicity of antibacterial agents. Coll Antropol. 2008;32(3):919-25.

36건을 대상으로 한 연구에서는 자연유산이 2.8배(aHR 2.81, 95% CI 1.21-4.67) 증가한다[74]고 보고하였다. 반면 임신 1기 초기에 독시사이클린에 노출된 몇 연구에서는 기형 발달과 연관성이 없다는 결과들도 있다.[75,76,77]

¤ **미노사이클린**(minocycline)

미노사이클린(minocycline)은 테트라사이클린(tetracycline)과 구조적으로 관련된 항생제이다. 임신 중 이 약과 다른 테트라사이클린 계열 약물의 사용은 임신 25주 이후에 사용 시 임신부에게 간독성, 태아에게 골독성, 태아의 유치 변색을 유발할 수 있는 것으로 알려져 있다.[78]

다. 항히스타민제

¤ 1**세대 항히스타민제: 디펜히드라민**(diphenhydramine)

진해 작용이 있는 1세대 항히스타민제이다. 환자-대조군 연구에서 임신 초기 3개월 동안 항히스타민제 사용과 관련한 주요 선천성 기형의 위험은 증가하지 않았다.[79] National Birth Defects Prevention Study의 증례통제 연구(case-control study)에서는 임신 중 디펜히드라민(diphenhydramine) 사용과 안면 구순구개열, 신경관 결손 또는 요도하열 사이에 연관성이 없음을 보고하였다.[80]

¤ 1**세대 항히스타민제: 클로르페니라민**(chlorpheniramine)

동물 대상 연구에서는 선천성 기형의 위험을 증가시키지는 않으나, 인간 대상 연

74 Muanda FT, Sheehy O, Berard A. Use of antibiotics during pregnancy and risk of spontaneous abortion. CMAJ. 2017;189(17):E625-33. doi:10.1503/cmaj.161020.
75 Horne HW Jr, Kundsin RB. The role of mycoplasma among 81 consecutive pregnancies: a prospective study. Int J Fertil. 1980;25:315-17.
76 Cooper WO, Hernandez-Diaz S, Arbogast PG, et al. Antibiotics potentially used in response to bioterrorism and the risk of major congenital malformations. Paediatr Perinat Epidemiol. 2009;23(1):18-28.
77 Damkier P, Bronniche LMS, Korch-Frandsen JFB, et al. In utero exposure to antibiotics and risk of congenital malformations: A population-based study. Am J Obstet Gynecol. 2019;221:648.e1-15.
78 Burette A, Finet C, Prigogine T, et al. Acute hepatic injury associated with minocycline. Arch Intern Med. 1984;144:1491-2.
79 Qian Li, Mitchell AA, Werler MM, et al. Antihistamine use in early pregnancy and risk of birth defects. J Allergy Clin Immunol Pract. 2013;1(6):666-74.e1. doi: 10.1016/j.jaip. 2013.07.008.
80 Anderka M, Mitchell AA, Louik C, et al. Medications used to treat nausea and vomiting of pregnancy and the risk of selected birth defects. Birth Defects Res (Part A). 2012;94:22-30.

구에서는 선천성 기형에 대해서는 아직 논란의 여지가 있으나,[81] 비교적 안전하게 사용할 수 있는 약물로 알려져 있다. 임신 초기 클로르페니라민에 노출된 1,537명의 영아에게 요도하열이 확인되지 않았으며,[82] 환자-대조군 연구에서 임신 1개월 전부터 임신 1기까지 페니라민(pheniramine)을 복용한 임신부에게서 구순구개열, 척추갈림증과 연관이 있는 것으로 보고되었다.[83] Heinonen 등은 임신 제1 삼분기에 클로르페니라민(chlorpheniramine)에 노출된 1,070명의 임신부를 대상으로 조사한 연구에서 기형의 위험은 증가하지 않았고, 68명을 대상으로 한 다른 연구에서는 1명의 고관절 형성 부전을 보고하였다.[84]

¤ **1세대 항히스타민제: 히드록시진**(hydroxyzine)

오심 구토 등을 동반한 여성에서 히드록시진(hydroxyzine)을 복용한 경우 선천성 이상이나 유산의 위험이 증가하지 않았다.[85,86,87]

¤ **2세대 항히스타민제: 팩소페나딘**(fexofenadine)

임신 초기 3개월 동안 팩소페나딘(fexofenadine)에 노출된 경우 주요 기형 및 유산이 증가하지 않았다.[88,89,90]

¤ **2세대 항히스타민제: 세티리진**(cetirizine), **레보세티리진**(levocetirizine)

임신 초기 3개월 동안 세티리진(cetirizine), 레보세티리진(levocetirizine)에 노출된

81 Reprotox[Internet]. Available from: https://reprotox.org/member/agents/17182

82 Lind JN, Tinker SC, Broussard CS, et al. Maternal medication and herbal use and risk for hypospadias: data from the National Birth Defects Prevention Study, 1997-2007. Pharmacoepidemiol Drug Saf. 2013;22(7):783-93.

83 Gilboa SM, Strickland MJ, Olshan AF, et al. Use of antihistamine medications during early pregnancy and isolated major malformations. Birth Defects Res A Clin Mol Teratol. 2009;85(2):137-50. Available from: https://www.ncbi.nlm.nih.gov/pmc/articles/PMC3619228/

84 한정열 외. 모체태아독성학. 제2판. p. 1069.

85 Erez S, Schifrin BS, Dirim O. Double-blind evaluation of hydroxyzine as an antiemetic in pregnancy. J Reprod Med. 1971;7:57-9.

86 Heinonen OP, Sloan D, Shapiro S. Birth Defects and Drugs in Pregnancy. Littleton Publishing Sciences Group. 1977;328,335-7,341,438.

87 Einarson A, Bailey B, Jung G, et al. Prospective controlled study of hydroxyzine and cetirizine in pregnancy. Ann Allergy Asthma Immunol. 1997;78:183-6.

88 Craig-McFeely PM, Acharya NV, Shakir SAW. Evaluation of the safety of fexofenadine from experience gained in general practice use in England in 1997. Eur J Clin Pharmacol. 2001;57:313-20.

89 Gilboa SM, Strickland MJ, Olshan AF, et al. National Birth Defects Prevention Study. Use of antihistamine medications during early pregnancy and isolated major malformations. Birth Defects Res A Clin Mol Teratol. 2009;85(2):137-50.

90 Andersson NW, Torp-Pedersen C, Andersen JT. Association between fexofenadine use during pregnancy and fetal outcomes. JAMA Pediatr. 2020;174(8): e201316.

경우 주요 기형 및 유산이 증가하지 않았다.[91,92,93,94,95]

¤ 2세대 항히스타민제: 로라타딘(loratadine)

임신 초기에 로라타딘(loratadine)에 노출된 경우 선천성 기형, 요도하열이 보고된 바 없지만,[96,97,98] 요도하열 가족력을 보정하지 않은 한 연구에서는 남성 자손에서 유병률이 일반 인구의 2배로 보고되기도 하였다.[99]

¤ 2세대 항히스타민제: 루파타딘(rupatadine), 에바스틴(ebastine)

동물실험에 근거하여 선천성 기형의 위험도는 증가하지 않는 것으로 보고되었으나, 인간 대상 연구는 아직 부족하다.[100]

라. 선택적 세로토닌 재흡수 억제제(SSRI)

¤ 파록세틴(paroxetine), 설트랄린(sertraline), 플루복사민(fluvoxamine), 플루옥세틴 (fluoxetine)

SSRI는 아토피 피부염이나 피부질환 여부와 상관없이 가려움증을 호소하게 되는 심인성 가려움증이 있는 경우 치료제로 복용해 볼 수 있다. 임신 초기 복용한 경우 일부 자연유산과 조산이 증가한다고 하나, SSRI 등 항우울제는 기형 등에 대한 안전성 자료들이 아직은 양호하며 임신 중에 사용할 수 있는 치료 방법으로 여겨지고 있다.[101] 2018년 임신 초기에 SSRI에 노출된 9천 명을 대상으로 분석한 메타분

---

91 Paulus W, Schloemp S, Sterzik K, et al. Pregnancy outcome after exposure to cetirizine/levocetirizine in the first trimester-a prospective controlled study. Reprod Toxicol. 2004;19:258.

92 Weber-Schoendorfer C, Schaefer C. The safety of cetirizine during pregnancy. A prospective observational study. Reprod Toxicol. 2008;26:19-23.

93 Anderka M, Mitchell AA, Louik C, et al. Birth Defects Res (Part A). 2012;94:22-30.

94 Etwel F, Djokanovic N, Moretti ME, et al. The fetal safety of cetirizine: an observational cohort study and meta-analysis. J Obstet Gynaecol. 2014;34(5):392-9.

95 Golembesky A, Cooney M, Boev R, et al. Safety of cetirizine in pregnancy. J Obstet Gynaecol. 2018;38(7):940-5.

96 Moretti MD, Caprara D, Coutinho CJ, et al. Fetal safety of loratadine use in the first trimester of pregnancy: a multicenter study. J Allergy Clin Immunol. 2003:111:479-83.

97 Pedersen L, Nrgaard M, Rothman KJ, et al. Loratadine during pregnancy and hypospadias. Epidemiology. 2008;19(2):359-60.

98 Gilboa SM, Strickland MJ, Olshan AF, et al. National Birth Defects Prevention Study: Use of antihistamine medications during early pregnancy and isolated major malformations. Birth Defects Res A Clin Mol Teratol. 2009;85(2):137-50.

99 MMWR[Internet]. Evaluation of an association between loratadine and hypospadias - United States, 1997-2001. Available from: https://www.cdc.gov/mmwr/preview/mmwrhtml/mm5310a5.htm

100 Reprotox[Internet]. Available from: https://reprotox.org/member/agents/28180, Available from: https://reprotox.org/member/agents/28639

101 대한모체태아의학회. 증례중심 모체태아의학. 군자출판사; 2020. p. 433.

석에서는 SSRI의 주요 선천성 기형의 위험도는 1.1 (RR 1.11, 95% CI 1.03-1.19), 주요 심장 기형의 위험도는 1.24 (RR 1.24, 95% CI 1.11-1.37)로 분석되었고, 특히 정신과 질환을 진단받은 임신부의 경우 주요 선천성 기형 및 심장 기형과의 관련성은 보이지 않았다고 밝혔다.[102] 임신 초기 유산의 경우 자연유산 유병률이 7-11%인데 반해, 항우울제에 노출된 임신부의 경우 자연유산율이 약간 높게 보고된 바 있고, 기형 발생의 위험은 증가하지 않는 것으로 보고되었다.[103]

하지만 파록세틴(paroxetine)의 경우 심장 기형이나 지속성 폐동맥 고혈압과의 연관성이 제기되어 미국산부인과학회(ACOG)에서는 임신 중 사용을 금할 것을 권고하고 있으나, 그 발생 위험은 매우 낮은 것으로 보인다. 파록세틴(paroxetine)을 임신 제1 삼분기에 복용한 경우 주요 선천성 기형의 위험도는 1.23 (OR 1.23, 95% CI 1.10-1.38), 주요 심장 기형은 1.28 (OR 1.28, 95% CI 1.11, 1.47) 외에 다른 심장 기형도 증가하는 것으로 보고된 바 있다.[104]

3) 감기

감기는 기침, 가래, 콧물 · 코막힘, 열 등 다양한 증상이 있을 수 있다. 감기약은 기침을 진정시켜 주는 기침약, 가래의 배설을 도와주는 가래약, 콧물 · 재채기 치료에 항히스타민제, 비충혈제거제, 해열진통제 등이 있다.

표 15 대표적인 단일 성분 감기약[105]

종류		성분	제품 예
중추성 기침약	마약성 기침약	코데인	인산코데인®
	비마약성 기침약	벤프로페린	코프렐®
		덱스트로메토르판	펜싹코프®
말초성 기침약		레보드로프로피진	레보투스®

102 Gao SY, Wu QJ, Sun C, et al. Selective serotonin reuptake inhibitor use during early pregnancy and congenital malformations: a systematic review and meta-analysis of cohort studies of more than 9 million births. BMC Med. 2018;16:205.
103 한정열 외. 모태독성학. 제2판. 군자출판사; 2016. p. 223
104 Anick Bérard, Noha Iessa, Sonia Chaabane, et al. The risk of major cardiac malformations associated with paroxetine use during the first trimester of pregnancy: a systematic review and meta-analysis. Br J Clin Pharmacol. 2016;81(4):589-604.
105 약학정보원[Internet]. 감기약. Available from: https://www.health.kr/main.asp

가래약	자극성 가래약	브롬헥신	비졸본®
		암브록솔	뮤코펙트®
	용해성 가래약	아세틸시스테인	뮤테란®
		에르도스테인	엘도스®
항히스타민제 (콧물약)	1세대 항히스타민제	클로로페니라민	페니라민®
		피프린히드리네이트	푸라코®
	2세대 항히스타민제	세트리진	지르텍®
		로라타딘	클라리틴®
비충혈제거제(코막힘약) 에페드린		슈도에페드린	슈다페드®
		카푸린에스®	
해열진통제		아세트아미노펜	타이레놀®
비스테로이드성 소염진통제(해열, 소염, 진통제) 덱시부프로펜		이부프로펜	부루펜®
		맥시부펜®	

표 16 대표적인 복합 성분 감기약[106]

성분	제품 예
기침약 + 항히스타민제 + 염화암모니움	코푸®, 코푸시럽에스®
기침약 + 가래약 + 항히스타민제	미리코프®
항히스타민제 + 비충혈제거제	액티피드®, 그린노즈®
해열진통제 + 항히스타민제 + 비충혈제거제	래피콜노즈®, 하디코®, 테라플루나이트 타임®
해열진통제 + 기침약 + 항히스타민제 + 비충혈제거제	타이레놀콜드에스®
해열진통제 + 기침약 + 가래약 + 항히스타민제	판피린큐®, 판콜에스®, 콜대원콜드에스®

(1) 진해거담제

¤ 코데인(codein)

과거 심장 기형이 있는 141명의 영아와 신경관 결손이 있는 538명의 태아 및 영아에게서도 임신 제1 삼분기의 코데인 노출과의 관련성은 없었다고 보고된 바 있

106 약학정보원[Internet]. 감기약. Available from: https://www.health.kr/main.asp

다.[107,108] 최근 60만 명을 대상으로 임신 초기 마약성 진통제에 노출된 후향적 분석 연구[109]에서는 위장관 기형(codeine: adjusted RR 1.53, 95% CI 1.12-2.09), 설소대단축증(codeine: adjusted RR 2.14, 95% CI 1.35-3.40)의 위험이 약간 증가한다고 보고된 바 있다. 이 논문에서는 위험도가 작기는 하지만 임신 초기에 마약성 진통제를 사용하는 경우 주의를 기울여야 한다고 언급하였다.

¤ **덱스트로메토르판**(dextromethrophan)

임신 제1 삼분기에 노출된 300명에게 출생 후 선천성 기형과의 관련성은 없는 것으로 보고되었고,[110] 초기 노출된 233명의 임산부의 자연유산율은 5.6%라고 보고된 바 있다.[111]

¤ **레보드로프로피진**(levodropropizine)

동물 대상 연구에서는 선천성 기형의 위험은 증가하지 않는다고 보고되었으나, 인간 대상 연구 근거는 아직 부족하다.[112]

¤ **브롬헥신**(bromhexine), **암브록솔**(ambroxol)

브롬헥신(bromhexine)의 대사물인 염산 암브록솔(ambroxol)은 폐 성숙 촉진을 위해 사용된 적 있으나[113]그 효과에 대해서는 논란의 여지가 많다. 브롬헥신(bromhexine)에 노출되어 추적된 임산부 83명의 초기 노출 후 자연유산율은 6.0%이었다.[114] 암브록솔(ambroxol)에 노출된 198명의 산모 중 자연유산율은 9.0%이었다.[115]

---

107 Shaw GM, Malcoe LH, Swan SH, et al. Congenital cardiac anomalies relative to selected maternal exposures and conditions during early pregnancy. Eur J Epidemiol. 1992;8:757-60.

108 Shaw GM, Todoroff K, Velie EM, et al. Maternal illness, including fever, and medication use as risk factors for neural tube defects. Teratology. 1998;57:1-7.

109 Bowie AC, Werler MM, Velez MP, et al. Prescribed opioid analgesics in early pregnancy and the risk of congenital anomalies: a population-based cohort study. CMAJ. 2022;194:e152-62.

110 Heinonen OP, Slone D, Shapiro S. Birth Defects and Drugs in Pregnancy. Publishing Sciences Group. 1977.

111 한정열 외. 모태독성학. 제2판. 군자출판사; 2016. p 855

112 Reprotox[Internet]. Available from: https://reprotox.org/member/agents/25933

113 Kimya Y, Kuukkmurcu S, Ozan H, et al Antenatal ambroxol usage in the prevention of infant respiratory distress syndrome. Beneficial and adverse effects. Clin Exp Obstet Gynecol. 1995;22:204-11.

114 한정열 외. 모태독성학. 제2판. 군자출판사; 2016. p 933.

115 한정열 외. 모태독성학. 제2판. 군자출판사; 2016. p 1007.

¤ **아세틸시스테인**(acethycysteine)

보고된 기형 관련성은 없으며, 초기 노출된 임산부 297명의 자연유산율은 5.3%라고 보고되었다.[116]

(2) 비충혈제거제

¤ **슈도에페드린**(pseudoephedrine)

임신 초기 노출 연구인 Collaborative Perinatal Project의 39명의 임신부에게는 선천성 기형이 확인되지 않았고,[117] 임신 제1 삼분기 슈도에페드린(pseudoephedrine) 약물 복용과 위벽파열증이 관련 있다는 보고도 있으나,[118] 관련성이 없다는 보고들도 있다.[119] 하지만, 슈도에페드린(pseudoephedrine)은 혈관수축 작용과 위벽파열증, 편측안면소체증, 사지 축소 결함의 증가가 일부 연구에서 발견되었기 때문에 임신 중에 사용하지 않을 것을 권고하고 있다.[120]

¤ **에페드린**(ephedrine)

에페드린(ephedrine)은 보통 체중 감량을 위해 많이 사용되던 약제로 임신 중 사용 시에는 주의가 필요하다. 임신 초기 카페인과 에페드린(ephedrine)이 함유된 제품을 사용한 출생 코호트 565명의 여성에서 자연유산은 증가하지 않았다.[121] 373건의 임신이 보고된 Collaborative Perinatal Project에서는 임신 초기의 에페드린(ephedrine) 노출과 선천적 결함의 증가 사이의 연관성은 확인되지 않았다.[122] 임신 제1 삼분기 내내 에페드린(ephedrine)을 복용한 경우 사지 축소 결함(limb reduction defects)이 있었다는 증례는 보고된 바 있다.[123] 임신 초기 노출된 91명의 임신부의 자연유산율은 5.4%로 보고되었다.[124]

---

116 한정열 외. 모태독성학. 제2판. 군자출판사; 2016. p 984.
117 Heinonen OP, Slone D, Shapiro S. Birth Defects and Drugs in Pregnancy. Publishing Sciences Group. 1977. pp. 345-56.
118 Werler MM, Mitchel AA, Shapiro S. First trimester maternal medication use in relation to gastroschisis. Teratology. 1992;45:361-5.
119 Yau W-P, Mitchell AA, Lin KJ, et al. Use of decongestants during pregnancy and the risk of birth defects. Am J Epidemiol. 2013;178(2):198-208.
120 Reprotox[Internet]. Available from: https://reprotox.org/member/agents/17607
121 Howards PP, Hertz-Picciotto I, Bech BH, et al. Spontaneous abortion and a diet drug containing caffeine and ephedrine: a study within the Danish national birth cohort. PLoS One. 2012;7(11):e50372.
122 Heinonen OP, Slone D, Shapiro S. Birth Defects and Drugs in Pregnancy. Publishing Sciences Group. 1977. pp. 345-56.
123 Gilbert-Barness E, Drut RM. Association of sympathomimetic drugs with malformations. Vet Human Toxicol. 2000;42:168-171.
124 한정열 외. 모태독성학. 제2판. 군자출판사; 2016. p. 1013.

(3) 복합 감기약 성분

¤ 염화 암모니움(ammonium chloride)

코푸시럽이나 코푸시럽에스, 코푸정에스에 포함된 성분으로, 임신 초기 노출된 115명의 임신부의 자연유산율은 6.0%로 보고되었다.[125] 임신 중 가래약으로 사용하는 것은 선천성 기형과 관련이 없다고 알려져 있다.[126]

4) 비만

우선 임신 중 체중감량은 권고하고 있지 않다. 식품의약품안전처의 「식욕억제제 안전복용 가이드」[127]에서 제시하는 '살 빼는 약'은 '체중 조절 약'을 말하며, 식욕억제제, 지방분해효소 억제제, 글루카곤양펩티드(GLP-1) 등이 있다. 이 외 건강기능식품 등 비만치료 보조제로 사용되는 다이어트약은 매우 다양한 종류가 있어 성분을 정확히 알지 못하는 보조제의 경우 임신 초기 유산 및 선천성 기형에 대한 정보가 부족하여 임신을 준비하거나 임신이 확인되는 즉시 중단하는 것을 권한다.

(1) 식욕 억제제

펜터민 계열의 식욕 억제제 또한 비만치료제로 사용되고 있는데 뇌에 작용하여 식욕을 억제하는 약으로 이는 향정신성의약품으로 분류된다. 식욕 억제제로 허가받은 의약품은 펜터민(phentermine), 펜다이메트라진(phendimetrazine), 다이에틸프로피온(diethylpropion), 마진돌(mazindol), 로카세린(lorcaserin)이 있으며, 두 가지 성분(부프로피온 염산염 + 날트렉손 염산염)의 복합제도 있다. 이 중 펜터민(phentermine), 펜다이메트라진(phendimetrazine), 다이에틸프로피온(diethylpropion), 마진돌(mazindol), 로카세린(lorcaserin)은 의존성이나 내성이 발생할 수 있어 향정신성의약품으로 지정하여 관리되고 있다. 이는 뇌에 배고픔을 덜 느끼도록 신호를 조작하고 심장 기능을 활성화하여 긴장 상태를 만들어 식욕 억제 효과를 강화한다. 이때 중추신경을 흥분시

125 한정열 외. 모태독성학. 제2판. 군자출판사; 2016. p. 1005.
126 Reprotox[Internet]. Available from: https://reprotox.org/member/agents/19606
127 식품의약품안전처. 식욕억제제 안전복용 가이드. 2018.

키기 때문에 사용에 주의가 필요하다. 특히 로카세린(lorcaserin)은 임신부 및 수유부에서 금기이다.

(2) 지방분해효소 억제제

¤ 오르리스타트(orlistat)

음식물로 섭취한 지방을 분해하는 효소를 차단하여 섭취된 지방이 체내 흡수되는 것을 줄이고 배설하게 하는 약을 말한다. 대표적으로 '오르리스타트(orlistat)'가 있다. 임신 1분기에 오르리스타트(orlistat)에 노출된 임신부 109명 중 3명에서 선천성 기형(고관절 탈구, 대혈관전위, 장회전)이 보고된 바 있으나,[128] 248명의 다른 연구에서는 선천성 기형 발생과의 연관성은 없었다.[129]

¤ 글루카곤양펩티드(GLP-1)

글루카곤양펩티드(GLP-1)로 허가받은 성분은 '리라글루티드(liraglutide)'로 삭센다(saxenda)로 알려진 비만치료제다. 이는 인슐린 분비를 증가시키는 당뇨 치료제로 개발된 약으로 포만감을 유발하여 음식 섭취를 감소시키는 효과가 있다.

리라글루티드(liraglutide)에 노출된 동물 대상 연구에서 비정상 배아 발달에 영향을 준다[130]고 보고되었고, 인간 대상 연구 결과가 없어 임신 전후 사용하지 말 것을 권고한다.

5) 역류성 식도염, 위염

위에서 분비되는 위산(gastric acid)으로 위는 항상 강한 산성 상태로 유지한다. 강한 산성 상태를 방어하는 물질들이 있어서 위벽이 손상되지 않지만, 이들의 균형이 깨지면 위장 점막이 손상을 입고 위장 세포가 자극되어 통증과 염증이 생기게 된다. 또한 식도와 위 사이에 있는 근육인 하부 식도 괄약근(lower esophageal sphincter,

128 Kalyoncu NI, Yaris F, Kadioglu M, et al. Pregnancy outcome following exposure to orlistat, ramipril, glimepiride in a woman with metabolic syndrome. Saudi Med J. 2005;26:497-9.
129 Källén BA. Antiobesity drugs in early pregnancy and congenital malformations in the offspring. Obes Res Clin Pract. 2014;8(6):e571-6.
130 Reprotox[Internet]. Available from: https://reprotox.org/member/agents/26472

LES)이 약해지거나 적절히 닫히지 않으면 위산이 식도로 역류하게 된다.[131]

위염은 위장 점막에 염증이 생긴 것을 말하며, 역류성 식도염은 위식도 역류질환(위 내용물이 식도로 역류하여 식도 점막이 손상된 질환)의 일종이다.[132] 위염이나 역류성 식도염 치료제는 위산의 분비를 억제하거나 과도하게 분비된 위산을 중화시켜 위 점막을 보호함으로써 작용을 나타낸다.

(1) 제산제

위산을 중화시켜 통증을 완화하고 위산에 의해 위장 점막이 손상되는 것을 막는다. 산화마그네슘, 수산화알루미늄, 알마게이트 등이 있다. 제산제로 사용되는 알루미늄, 마그네슘, 칼슘은 적절한 양을 사용하는 경우 선천성 기형을 증가시키지 않을 것으로 추정한다.[133]

¤ 수산화알루미늄(aluminum hydroxide)

동물 대상 연구에서는 선천성 기형이 증가하지 않지만, 인간 대상 연구의 보고가 아직 없다.[134] 수산화알루미늄에 초기 노출된 산모 257명 중 자연유산율은 4.6%로 보고되었다.[135]

(2) H2 수용체 길항제(H2-receptor blocker)

H2 수용체 길항제는 위벽 세포의 히스타민-2 수용체에서 히스타민과 경쟁적으로 결합하여 위벽 세포의 위산 분비를 억제하며 H2 수용체에만 매우 선택적으로 결합하기 때문에 다른 히스타민 수용체에 거의 작용을 하지 않는다. 이러한 위산 분비 억제 효과는 H2 수용체 길항제가 제산제보다 훨씬 우월하다.[136] 시메티딘(cimetidine), 라니티딘(ranitidine), 파모티딘(famotidine), 니자티딘(nizatidine), 로사티딘

131 약품정보원[인터넷]. 제산제.
132 약품정보원[인터넷]. 위장약.
133 Reprotox[Internet]. Available from: https://reprotox.org/member/agent/1018
134 Reprotox[Internet]. Available from: https://reprotox.org/member/agents/20028
135 한정열 외. 모태독성학. 제2판. 군자출판사; 2016. p. 993.
136 심영광, 김나영. H2 수용체 길항제의 위산분비 억제 효과 및 임상적 응용. Korean J Gastroenterol. 2017;70(1):4-12.

(losatidine) 등이 있다.

¤ 시메티딘(cimetidine)

임신 1분기에 노출된 10명의 임신부에서 2명은 치료적 유산, 8명은 정상 분만하였다. H2 수용체 길항제에 노출된 553명 임신부를 대상으로 한 연구에서 113명이 시메티딘(cimetidine)에 노출되었으나 기형 발생과의 연관성은 없었고, 임신 1분기에 시메티딘(cimetidine)에 노출된 275명을 대상으로 한 스위스의 연구에서도 기형의 위험도는 증가하지 않았다고 보고되었다. 또한 2,000명을 대상으로 한 대규모의 연구에서도 선천성 기형 증가는 없었다. 초기 노출된 568명의 임신부에서 자연유산율은 7.9%로 보고되었다.[137] 비교적 안전한 약제지만, 항안드로젠 효과가 있을 수 있어 주의가 필요하다.[138]

¤ 라니티딘(ranitidine)

임신 1분기에 라니티딘(ranitidine)에 노출된 임신부에게서 기형의 위험은 증가하지 않았고,[139] 초기유산율은 8.6%이었다.[140] 라니티딘(ranitidine)은 가장 흔하게 사용된 H2 수용체 길항제였으나, 2019년 발암성 물질의 잠정 관리 기준 초과 검출로 제조, 수입, 판매, 처방 등이 중지된 상태이다.[141]

¤ 파모티딘(famotidine)

임신 1분기에 노출된 878명의 임신부에게 선천성 이상 소견은 확인되지 않았고,[142] 임신 초기 노출된 임신부의 자연유산율은 5.1%이었다.[143]

---

137 한정열 외. 모태독성학. 제2판. 군자출판사; 2016. p. 967.
138 Koren G, Zemlickis DM. Outcome of pregnancy after first trimester exposure to H2 receptor antagonists. Am J Perinatol. 1991;8(1):37-8.
139 Reprotox[Internet]. Available from: https://reprotox.org/member/agents/17159
140 한정열 외. 모태독성학. 제2판. 군자출판사; 2016. p. 868.
141 의약품안전나라[인터넷]. Available from: https://nedrug.mfds.go.kr/pbp/CCBAC01/getItem?safeLetterNo=435
142 Matok I, Gorodischer R, Koren G, et al. The safety of H(2)-blockers use during pregnancy. J Clin Pharmacol. 2010;50(1):81-7.
143 한정열 외. 모태독성학. 제2판. 군자출판사; 2016. p. 1088.

(3) 양성자 펌프 억제제(proton pump inhibitor, PPI)

위산이 분비되는 최종 단계에서 위벽 세포의 프로톤 펌프라 불리는 'H+/K+-ATPase'라는 효소를 억제하여 위산 분비를 차단한다. 위산 억제 효과는 빠르고 강력한 편이다. 오메프라졸(omeprazole), 에스오메프라졸(esomoprazole), 란소프라졸(lansoprazole), 라베프라졸(rabeprazole) 등이 있다.

¤ 오메프라졸(omeprazole), 에스몰프라졸(esomeprazole)

임신 1분기 동안 노출된 78명의 임신부 출생아 중 4명에서 선천성 기형이 보고되었다(심실중격 결손, 다낭성 신장, 요관 협착증, 동맥관개존증).[144] 1998년 코호트연구에서는 임신 초기 3개월 동안 오메프라졸에 노출된 282명의 영아에서 선천성 기형의 빈도는 증가하지 않았다고 보고하였다.[145] 이후 2001년 후속 연구에서도 선천성 기형 및 주산기 생존 및 출생체중과 연관되지 않았다고 보고하였다.[146]

¤ 란소프라졸(lansoprazole)

임신 초기 란소프라졸(lansoprazole)에 노출된 794건의 임신 중 기형은 발견되지 않았고,[147] 임신 제1 삼분기에 PPI를 처방받은 1,186명의 임신부 중 심장 기형이 발견되지 않았다.[148]

¤ 라베프라졸(rabeprazole)

인간 대상 연구 결과는 아직 부족하지만, 덴마크의 한 연구에서는 임신 초기에 노출된 42명의 임신부에게서 기형은 증가하지 않았다.[149]

---

144 Lalkin A, Loebstein R, Addis A, et al. The safety of omeprazole during pregnancy: A multicenter prospective controlled study. Am J Obstet Gynecol. 1998;179:727-30.

145 Kallen B. Delivery outcome after the use of acid-suppressing drugs in early pregnancy with special reference to omeprazole. Br J Obstet Gynaecol. 1998;105:877-81.

146 Kallen BA. Use of omeprazole during pregnancy-no hazard demonstrated in 955 infants exposed during pregnancy. Eur J Obstet Gynecol Reprod Biol. 2001;96:63-8.

147 Pasternak B, Hviid A. Use of proton-pump inhibitors in early pregnancy and the risk of birth defects. N Engl J Med. 2010;363:2114-23.

148 Matok I, Levy A, Wiznitzer A, et al. The safety of fetal exposure to proton-pump inhibitors during pregnancy. Dig Dis Sci. 2012;57(3):699-705.

149 Pasternak B, Hviid A. Use of proton-pump inhibitors in early pregnancy and the risk of birth defects. N Engl J Med. 2010;363:2114-23.

(4) 위점막 보호제

위 점막의 혈류량을 증가시키거나 점액 생산을 증가시키거나, 손상된 궤양 부위에 부착되어 보호막을 형성함으로써 위산에 대한 위점막의 방어 작용을 강화한다. 미소프로스톨(misoprostol), 베넥세이트(benexate), 레바미피드(rebamipide), 알긴산(alginic acid), 수크랄페이트(sucralfate) 등이 있다. 미소프로스톨은 자궁수축을 일으킬 수 있어 임신부에게는 금기이다. 베넥세이트(benexate), 레바미피드(rebamipide), 알긴산(alginic acid)에 대한 역학 보고는 아직 없다.

¤ 미소프로스톨(misoprostol)

미소프로스톨(misoprostol)은 PGE1 유사체로, 소화성궤양 치료제로 쓰던 약제이다. 이른 주 수의 임신 종결,[150] 임신 중기 유산[151]이나 자궁 내 태아사망[152]의 경우 질로 투여하는 경우 효과적으로 치료할 수 있다. 또한, 임신 전에 노출된 42명의 영아에게 선천성 기형도 보고[153]된 바 있어 임신 전이나 임신을 준비하는 경우 사용에 주의하여야 한다.

¤ 수크랄페이트(sucralfate)

소화성 궤양으로 수크랄페이트(sucralfate)를 치료제로 복용한 10명의 임신부에서 기형 발달의 위험도는 유의미한 차이를 보이지 않았다고 보고되었고,[154] 초기 임신 중 노출된 82명의 임신부에서 자연유산율이 13.4%로 보고된 바 있다.[155]

¤ 알마게이트(almagate)

임신 초기 노출 시 기형 발생과의 연관성에 관한 역학 보고는 아직 없으며, 초기

150 Sitruk-Ware R, Davey A, Sakiz E. Fetal malformation and failed medical termination of pregnancy. Lancet. 1998;352:323.
151 Esteve JL, Gallego FG, Llorente MP, et al. Late second-trimester abortions induced with mifepristone, misoprostol and oxytocin: a report of 428 consecutive cases. Contraception. 2008;78:52-60.
152 Bugalho A, Bique C, Machungo F, et al. Induction of labor with intravaginal misoprostol in intrauterine fetal death. Am J Obstet Gynecol. 1994;171:538-41.
153 Clemens GR, Hilbish KG, Hartnagel RE Jr, et al. Developmental toxicity including teratogenicity of E1 prostaglandins in rabbits. Toxicologist. 1997;36:260.
154 Banhidy F, Dakhlaoui A, Puho EH, et al. Peptic ulcer disease with related drug treatment in pregnant women and congenital abnormalities in their offspring. Congenit Anom (Kyoto). 2011;51(1):26-33.
155 한정열 외. 모태독성학. 제2판. 군자출판사; 2016. p. 955.

임신 중 노출된 340명의 임신부에서 자연유산율이 4.4%로 보고된 바 있다.[156]

6) 고혈압

고혈압 치료는 약물 치료와 비약물 치료로 나누어지고, 약물 치료제는 크게 4가지이다. 안지오텐신 전환효소(angiotensin-converting enzyme, ACE) 억제제/안지오텐신 수용체 차단제, 칼슘채널 차단제, 교감신경차단제(베타차단제, 알파차단제), 이뇨제이다. 임신을 준비하거나 임신이 확인된 경우 안지오텐신 전환효소(angiotensin-converting enzyme, ACE) 억제제/안지오텐신 수용체 차단제와 티아자이드(thiazide) 계열의 이뇨제를 복용하는 경우 전문의 상담을 통해 다른 약으로 변경을 고려해야 한다.[157] 임신 전에는 체중감량, 하루 30-50분 정도의 적절한 운동, 저염식이, 금주, 금연을 통해 생활 습관을 개선하고, 혈압약을 통해 수축기혈압 110/70 mmHg 이하로 유지하도록 노력하고, 임신이 확인된 이후에는 140/90 mmHg 이하로 유지하도록 조절해야 한다.[158] 야채와 과일 위주의 식습관과 더불어 동물성 지방의 섭취를 줄이고 생선류, 견과류, 유제품의 섭취를 늘려 건강한 식사를 하는 것이 좋다.[159] 임신이 확인된 이후에는 일반 고혈압 환자와 같이 체중감량 및 과도한 소금 섭취 제한은 임신 중에 시도하기 힘들다.[160] 임신 중 열량은 체중을 고려하여 계산하고 체중 증가에 따라 조정하는 것이 좋다.

(1) 안지오텐신 전환효소(angiotensin-converting enzyme, ACE) 억제제/안지오텐신 수용체 차단제

임신 1기 이후 양수과소 및 신장 기형, 두개골 뼈 형성 부전, 사지 수축, 폐 형성 부전 등의 선천성 기형부터 신생아 사망에 이르기까지 주산기 불량한 예후를 증가

156 한정열 외. 모태독성학. 제2판. 군자출판사; 2016. p. 955.
157 NICE. Hypertension in pregnancy: diagnosis and management NICE guideline [NG133]. 2019. p.10.
158 NICE. Hypertension in pregnancy: diagnosis and management NICE guideline [NG133]. 2019. p.11
159 질병관리청 국가건강정보포털[인터넷]. 고혈압. Available from: https://health.kdca.go.kr/healthinfo/biz/health/gnrlzHealthInfo/gnrlzHealthInfo/gnrlzHealthInfoView.do?cntnts_sn=5300
160 대한산부인과학회. 산과학. 제6판. 군자출판사; 2019. p. 819.

시키므로 임신 중 금기이다.[161] 임신 전부터 혈압약을 복용하는 경우 단일 제제가 아니라 복합제인 경우 안지오텐신 전환효소(angiotensin-converting enzyme, ACE) 억제제 또는 안지오텐신 수용체 차단제 성분을 포함하는 경우가 있어 임신 준비를 하는 경우 고혈압으로 약물 치료 중이라면 반드시 전문의와의 상담을 통해 안전한 약으로 변경하여 복용하여야 한다. 이들 약제를 임신부에게 사용한 경우 양수과소증, 신세뇨관 형성장애, 신생아 무뇨증, 두개관 저형성증(hypocalvaria), 폐 형성장애, 자궁 내 태아 성장장애, 동맥관 개존증 등의 부작용을 일으킬 수 있다고 알려져서 사용에 주의해야 한다.[162,163]

(2) 칼슘채널 차단제

자주 쓰이는 칼슘채널 차단제는 암로디핀(amlodipine) (상품명, 노바스크[norvasc], 아모디핀[amodipin]), 니페디핀(nifedipine) (상품명: 아달라트[adalat]) 등이 있다. 임신 중 사용하는 것에 대해 광범위하게 연구는 되어 있지 않으나, 니페디핀이 가장 흔하게 사용되며 주산기 예후에도 나쁜 영향을 미치지 않는다고 알려져 있다.[164] 임신 초기에 칼슘채널차단제를 사용한 78명의 임신부에서 자연유산율이 증가하는 것으로 보고된 바 있으나,[165] 임신 중 고혈압으로 중기 이후에 사용하는 경우 선천성 기형 발생은 증가되지 않았다.[166]

¤ 베라파밀(verapamil)

임신 초기에 verapamil을 복용한 임신부에게서 출생한 신생아를 조사한 결과 선천성 이상 위험은 증가하지 않았다.[167]

---

161 Reprotox[Internet]. Available from: https://reprotox.org/member/agents/24351
162 Shotan A, Widerhorn J, Hurst A, et al. Risks of angiotensin-converting enzyme inhibition during pregnancy: experimental and clinical evidence, potential mechanisms, and recommendations for use. Am J Med. 1994;96(5):451-6.
163 Karthikeyan VJ, Ferner RE, Baghdadi S, et al. Are angiotensin-converting enzyme inhibitors and angiotensin receptor blockers safe in pregnancy: a report of ninety-one pregnancies. J Hypertens. 2011;29:396-9.
164 대한산부인과학회. 산과학. 제6판. 군자출판사; 2019. p. 821.
165 magee la, schick b, donnenfeld, et al. the safety of calcium channel blockers in human pregnancy: a prospective, multicenter cohort study. am j obstet gynecol. 1996;174:823-8.
166 Weber-Schoendorfer C, Hannemann D, Meister R, et al. The safety of calcium channel blockers during pregnancy: a prospective, multicenter, observational study. Reprod Toxicol. 2008;26:24-30.
167 Magee La, Schick B, Donnenfeld Ae, et al. The safety of calcium channel blockers in human pregnancy: a prospective, multicenter cohort study. Am j obstet gynecol. 1996;174(3):823-8.

¤ 니페디핀(nifedipine)

니페디핀(nifedipine)의 태아 위험도는 낮다. 일반적으로 이 약은 임신 중기의 고혈압이나 심장질환 치료 혹은 조산의 예방에 사용된다. 니페디핀(nifedipine)을 사용한 경우 보고된 해부학적 기형은 약제 자체에 의해서 나타나는 것은 아니고, 약물이 모체의 혈압을 낮춤에 따라 태반 혈류량이 감소하여 나타나는 결과로 추정되고 있다.[168] 조산 방지를 위해서 니페디핀(nifedipine)을 투여받은 임부 102명의 여성을 조사한 후향적 연구에서는 안전한 것으로 나타났으며,[169] 임신 초기에 노출되었던 신생아 57명을 조사한 연구 결과에서도 선천성 이상 위험은 증가하지 않는 것으로 나타났다.[170]

(3) 교감신경 차단제(베타차단제, 알파차단제)

흔히 사용되는 대표적인 약물로는 메틸도파(methyl dopa)와 라베타롤(labetalol)이 있다. 라베타롤은 알파/베타 아드레날린 길항제로 임신 중 사용하는 경우 주산기 예후에 특별한 영향이 없다.[171] 메틸도파(methyl dopa)는 국내에서 사용되지 않는다.

(4) 이뇨제

히드로클로로티아지드(hydrochlorothiazide), 푸로세미드(furosemide)는 고혈압 환자에게 가장 흔히 사용되는 약물이다. 이론적으로 이들 약물은 임신 중에 혈관 내 혈액량을 감소시킬 수 있고, 이에 따라 자궁 내 태아 성장 제한을 유발할 가능성이 있어 임신 중 사용에 대해서는 주의가 필요하다.[172] 티아자이드(thiazide) 계열의 이뇨제는 신생아 혈소판감소증,[173] 출혈[174] 및 전해질 장애[175] 발생의 위험이 보고되었

168 임부에 대한 의약품 적정사용 정보집. 2010.
169 Waisman GD, Mayorga LM, Cámera MI, et al. Magnesium plus nifedipine: potentiation of hypotensive effect in preeclampsia?. Am J Obstet Gynecol. 1988;159(2):308-9.
170 Magee LA, Schick B, Donnenfeld AE, et al. The safety of calcium channel blockers in human pregnancy: a prospective, multicenter cohort study. Am J Obstet Gynecol. 1996;174(3):823-8.
171 대한산부인과학회. 산과학. 제6판. 군자출판사; 2019. p. 821.
172 대한산부인과학회. 산과학. 제6판. 군자출판사; 2019. p. 821.
173 Rodriguez S U, Leikin S L, hiller M C. Neonatal thrombocytopenia associated with ante-partum administration of thiazide drugs. n engl j med. 1964;270:881-4.
174 eikin sl. thiazide and neonatal thrombocytopenia. n engl j med. 1964;271:161.
175 anderson gg, hanson tm: chronic fetal bradycardia: possible association with hypokalemia. obstet gynecol. 1974;44:896-8.

고, 산모의 고혈당증을 유발할 수 있다.[176,177]

히드로클로로티아지드(hydrochlorothiazide)를 임신 전에 만성적으로 사용했던 환자를 제외하고는 임신 중 사용을 권장하지 않는다.[178]

7) 당뇨병

당뇨병은 임신 중 흔한 내과적 합병증이다. 전 세계적으로 비만 인구의 증가, 고령 산모의 증가, 만혼의 증가, 식생활의 변화와 더불어 제2형 당뇨병 및 임신성당뇨병의 발병은 증가하고 있다. 임신 전 당뇨를 진단받은 경우 식이요법과 운동요법을 통해 혈당 조절을 엄격하게 조절해야 하며, 이로써 혈당 조절이 안 되는 경우는 경구혈당강하제를 복용하거나 인슐린을 사용하여야 할 수도 있다. 경구혈당강하제를 사용하는 경우 임신이 확인되면 인슐린으로 바꾸어서 사용할 것을 권고한다.

미국산부인과학회에서는 인슐린을 1차 약제로 사용할 수 없거나 거부하는 경우 2차 약제로 메트포르민(metformin)을 사용하고, 글리부라이드(glyburide)의 경우 혈당 조절의 효과가 떨어지므로 1차 약제로는 사용하지 말 것을 권고하고 있다.[179]

(1) 경구혈당강하제

¤ 글리부라이드(glyburide)

임신 제1 삼분기에 글리부라이드에 노출된 20명의 당뇨병 임신부 중 자손의 절반이 수두, 귀 이상, 단일제 대동맥, 심장 결손, 척추 이상 및 무뇌증 등의 선천성 이상이 발견되었지만, 이는 글리부라이드(glyburide)의 영향인지 당 조절이 되지 않은 결과인지 확실하지 않다.[180] 글리부라이드(glyburide)를 포함한 경구 혈당강하제와 인슐린을 비교한 메타분석 논문에서는 선천성 기형의 발생 차이를 보이지 않았다.[181]

---

176 senior b et al. Benzothiadiazides and neonatal hypoglycaemia. Lancet. 1976;2:377.
177 richard-berkowitz. Handbook for prescribing medications during pregnancy. 2nd ed. little, brown & co. boston; 1986. pp. 114-116.
178 briggs gg et al: drugs in pregnancy and lactation. 4th ed. williams & wilkins. baltimore; 1994. pp. 161-4.
179 Silva JC, Fachin DR, Coral ML, et al. Perinatal impact of the use of metformin and glyburide for the treatment of gestational diabetes mellitus. J Perinat Med. 2012;40(3):225-8. Obstet Gynecol. 2018;131(2):e49-64.
180 Piacquadio K, Hollingsworth DR, Murphy H. Effects of in-utero exposure to oral hypoglycaemic drugs. Lancet. 1991;338:866-9.
181 Silva JC, Fachin DR, Coral ML, et al. Perinatal impact of the use of metformin and glyburide for the treatment of gestational diabetes mellitus. J Perinat Med. 2012;40(3):225-8.

¤ 메트포르민(metformin)

다낭성 난소증후군을 가진 여성이 임신 제1 삼분기 말까지 메트포르민(metformin)을 복용한 경우 유산이나 임신성 당뇨병의 위험을 감소시키고 태아의 저혈당이나 주요 기형이 발생하지 않는다고 보고된 바 있다.[182,183]

(2) 인슐린

메트포르민(metformin)과 다른 경구혈당강하제는 환자의 약 절반 정도에서 임신부의 당뇨병을 적절하게 조절하지 못한다는 연구 결과가 있다.[184]

임신 초기 조절되지 않는 혈당의 경우 태아 기형 및 유산 등과 관련성이 높기 때문에 적극적인 치료가 필요하다. 인슐린 치료는 이 위험도를 낮출 수 있으며, 태반을 통과하지 않기 때문에 태아의 영향이 거의 없다.[185] 경구 혈당강하제의 경우 일반적으로 제2형 당뇨병의 인슐린 저항성을 극복하기에는 부족한 경우가 있고, 제1형 당뇨병에는 부적합하므로 임신 시에는 인슐린 사용이 선호된다.[186,187]

8) 뇌전증

임신 전에 뇌전증 및 경련 질환과 임신의 관계에 대해서는 전문의와 상의하는 것이 좋다. 항경련제는 선천성 기형의 발생률이, 특히 주요 기형의 발생률이 4-6%로 기본 기형 발생률보다 2-4배 높은 것으로 알려져 있다. 임신을 준비하는 경우 전문의와 상담하여 약제 변경을 고려해야 한다. 항경련제를 복용하지 않는 뇌전증 여성의 기형 발생의 위험은 비뇌전증 여성과 같았다.[188] 카바마제핀(carbamazepine), 라모트리진(lamotrigine), 페노바르비탈(phenobarbital), 페니토인(phenytoin)은 주로 심장 기

182 De Leo V, Musacchio MC, Piomboni P, et al. The administration of metformin during pregnancy reduces polycystic ovary syndrome related gestational complications. Eur J Obstet Gynecol Reprod Biol. 2011;157(1):63-6.
183 Diav-Citrin O, Steinmetz-Shoob S, Shechtman S, et al. In-utero exposure to metformin for type 2 diabetes or polycystic ovary syndrome: A prospective comparative observational study. Reprod Toxicol. 2018;80:85-91.
184 Coetzee EJ, Jackson WP. Metformin in management of pregnant insulin-independent diabetics. Diabetologia. 1979;16:241-5.
185 Eriksson RS, Thunberg L, Eriksson UJ. Effects of interrupted insulin treatment on fetal outcome of pregnant diabetic rats. Diabetes. 1989;38:764-72.
186 Ekpebegh CO, Coetzee EJ, van der Merwe L, et al. A 10-year retrospective analysis of pregnancy outcome in pregestational Type 2 diabetes: comparison of insulin and oral glucose-lowering agents. Diabet Med. 2007;24(3):253-8.
187 대한산부인과학회. 산과학. 제6판. 군자출판사; 2019. p. 917.
188 Holmes LB, Harvey EA, Coull BA, et al. The teratogenicity of anticonvulsant drugs. N Engl J Med. 2001;344(15):1132-8.

형과 관련이 있고, 발프로에이트(valproate)는 신경관 결손과 관련이 있다.[189]

항경련제는 임신 중 선천성 기형 발생 위험도가 비교적 낮은 라모트리진(Lamotrigine), 레베티라세탐(levetiracetam)을 복용할 것을 권고하고, 복합 요법보다는 단일 요법으로, 항경련제 복용으로 인해 신경관 결손 예방을 위해 미국소아과학회 및 미국산부인과학회에서는 고용량의 엽산을 복용할 것을 권고하고 있다.[190]

표 17 항경련제의 종류와 선천성 기형과의 관련성[191]

종류	선천성 기형 종류	관련성(%)	배아, 태아발생에 미치는 위험도
발프로에이트(valproate)	신경관 결손, 구순구개열 심장 결손, ADHD 등과 관련된 발달지연장애	단독 요법 7-10%, 복합 요법인 경우 위험도는 더 높아짐	있음
페니토인(phenytoin)	태아 히단토인 증후군 (fetal hydantoin syndrome) : 두개안면기형, 손가락 끝마디 저형성증, 성장장애, 발달장애, 심장 기형, 구순구개열	5-11%	있음
카바마제핀(carbamazepine)	태아 히단토인 증후군 (fetal hydantoin syndrome)	2-5%	어느 정도 있는 것으로 추정
페노바비탈(phenobarbital)	구순구개열, 심장기형, 요로기형	6-20%	어느 정도 있는 것으로 추정
라모트리진(lamotrigine)	구순구개열 위험도 증가	~2%	어느 정도 있는 것으로 추정
토피라메이트(topiramate)	구순구개열	2-3%	어느 정도 있는 것으로 추정
레베티라세탐(levetiracetam)	이론적으로 동물연구에서 골격계 이상, 성장장애	1-3%	어느 정도 있는 것으로 추정

189 Tomson T, Battino D. Teratogenic effects of antiepileptic drugs. Lancet Neurol. 2012;11(9):803-13.
190 ACOG educational bulletin. Seizure disorders in pregnancy. Number 231, December 1996. Committee on Educational Bulletins of the American College of Obstetricians and Gynecologists. Int J Gynaecol Obstet. 1997;56(3):279-86.
191 F. Gary Cunningham, Kenneth J. Leveno, Jodi S. Dashe, et al. Williams Obstetrics. 26th ed. Mc Graw Hill; 2022. p. 1130.

¤ 카바마제핀(carbamazepine)

임신 제1 삼분기 카바마제핀(carbamazepine)에 노출된 경우 선천성 기형 발생률 3.3% 정도로, 다른 항경련제에 비해 높지 않으나,[192] 선천성 기형 발생의 위험도가 2.6-5.6% 정도로 알려져 있다.[193]

¤ 라모트리진(lamotrigine)

라모트리진(lamotrigine)은 임신 중 비교적 안전하며, 선천성 기형 위험도는 높지 않고 인지기능에 별다른 영향이 없는 것으로 알려져 있다.[194] 단독요법에 노출된 경우 선천성 기형 발생률은 1.9-3.2%로 보고되었다.[195,196]

¤ 레베티라세탐(levetiracetam)

레베티라세탐(levetiracetam)은 선천성 기형 발생 위험도가 매우 낮으며, 항경련제를 복용하지 않는 임신부의 위험도와 유사한 것으로 보고되고 있지만, 현재까지 연구 결과는 많지 않다. 단독 요법을 시행하는 경우 0.7%, 복합 요법으로 시행하는 경우 5.6%까지 보고되고 있다.[197]

¤ 기타 항경련제

가바펜틴(gabapentin), 프레가발린(pregabalin), 펠바메이트(felbamate), 티아가빈(tiagabine) 등의 항경련제는 동물 대상 연구에서 안전한 것으로 보고되었지만, 아직 인체 연구는 매우 제한적으로 사용에 주의가 필요하다.[198]

192 Jentink J, Dolk H, Loane MA, et al; EUROCAT Antiepileptic Study Working Group. Intrauterine exposure to carbamazepine and specific congenital malformations: systematic review and case-control study. BMJ. 2010;341:c6581.
193 한정열 외. 모태독성학. 제2판. 군자출판사; 2016. p. 244.
194 한정열 외. 모태독성학. 제2판. 군자출판사; 2016. p. 244.
195 Morrow J, Russell A, Guthrie E, et al. Malformation risks of antiepileptic drugs in pregnancy: a prospective study from the UK Epilepsy and Pregnancy Register. J Neurol Neurosurg Psychiatry. 2006;77(2):193-8.
196 Cunnington MC, Weil JG, Messenheimer JA, et al. Final results from 18 years of the International Lamotrigine Pregnancy Registry. Neurology. 2011;76(21):1817-23.
197 Mawhinney E, Craig J, Morrow J, et al. Levetiracetam in pregnancy: results from the UK and Ireland epilepsy and pregnancy registers. Neurology. 2013;80(4):400-5.
198 한정열 외. 모태독성학. 제2판. 군자출판사; 2016. p. 246.

9) 우울장애, 수면장애, 공황장애

여성의 우울증 유병률은 10-20% 내외로 보고되고 있으며,[199] 임신 중 우울증을 겪는 임신부의 비율은 25-35%로 보고되고 있다.[200] 임신 전 우울증에 노출된 임신부의 경우 임신 출산과 관련된 주산기 우울증의 위험도가 더욱 증가하는 것으로 알려져 있다. 비약물적 치료로 치료되지 않는 경우 약물치료를 시행할 수 있다.

우울증 치료제는 1세대 항우울제로 삼환계 항우울제(tricyclic antidepressants, TCAs), 2세대 항우울제로 선택적 세로토닌 재흡수 억제제(selective serotonin reuptake inhibitors, SSRIs), 노르에피네프린-도파민 재흡수 억제제(norepinephrine-dopamine reuptake inhibitors, NDRIs), 기타 항우울제로 mirtazapine, trazodone과 nefazodone 등이 있다.

(1) 삼환계 항우울제(tricyclic antidepressants, TCAs)

TCA는 5-HT와 NE 재흡수를 차단하여 항우울 효과를 나타내게 되지만, 히스타민 수용체와 무스카린 아세틸콜린 수용체에 차단 효과를 나타내어 진정 작용, 식욕 증가 및 구갈, 변비, 배뇨곤란, 시력장애, 발기부전 등의 항콜린성 부작용이 흔하여, 이러한 부작용을 개선하기 위해 항우울제가 개발된 이후로 잘 사용하지 않는다.[201]

가. 선택적 세로토닌 재흡수 억제제(selective serotonin reuptake inhibitors, SSRIs)

¤ **파록세틴**(paroxetine), **설트랄린**(sertraline), **플루복사민**(fluvoxamine), **플루옥세틴**(fluoxetine)

임신 초기 복용한 경우 일부 자연유산과 조산이 증가한다고 하나, SSRI 등 항우울제는 기형 등에 대한 안전성 자료들이 아직은 양호하며 임신 중에 사용할 수 있는 치료 방법으로 여겨지고 있다.[202] 2018년 임신 초기에 SSRI에 노출된 9천 명을 대상으로 분석한 메타분석에서는 SSRI의 주요 선천성 기형의 위험도는 1.11 (RR 1.11, 95% CI 1.03-1.19), 주요 심장 기형의 위험도는 1.24 (RR 1.24, 95% CI 1.11-1.37)로 분석

199 Kessler RC. Epidemiology of women and depression. J Affect Disord. 2003;74(1):5-13.
200 Bennett HA, Einarson A, Taddio A, et al. Prevalence of depression during pregnancy: systematic review. Obstet Gynecol. 2004;103(4):698-709.
201 함병주, 정인과. 우울증의 최신 약물요법. J Korean Med Assoc. 2009;52(5):518-24.
202 대한모체태아의학회. 증례중심 모체태아의학. 군자출판사; 2020. p. 433.

되었고, 특히 정신과 질환을 진단받은 임신부의 경우 주요 선천성 기형 및 심장 기형과의 관련성은 보이지 않았다고 밝혔다.[203] 임신 초기 유산의 경우 자연유산율이 7-11%인 데 반해, 항우울제에 노출된 임신부의 경우 자연유산율이 약간 높게 보고된 바 있고, 기형 발생의 위험은 증가하지 않는 것으로 보고되었다.[204]

하지만 파록세틴(paroxetine)의 경우 심장 기형이나 지속성 폐동맥고혈압과의 관련성이 제기되어 미국산부인과학회(ACOG)에서는 임신 중 사용을 금할 것을 권고하고 있으나, 그 발생 위험은 매우 낮은 것으로 보인다. 파록세틴(paroxetine)을 임신 1분기에 복용한 경우 주요 선천성 기형의 위험도는 1.23 (OR 1.23, 95% CI 1.10-1.38), 주요 심장기형은 1.28 (OR 1.28, 95% CI 1.11, 1.47) 외에 다른 심장 기형도 증가하는 것으로 보고된 바 있다.[205]

나. 노르에피네프린-도파민 재흡수 억제제(Norepinephrine-dopamine reuptake inhibitors, NDRIs)

¤ 부프로피온(bupropion)

노르에피네프린(norepinephrine)과 도파민(dopamine)의 재흡수를 억제하는 부프로피온(bupropion)의 항우울 효과는 TCA나 SSRIs와 유사하며 반면 SSRIs에서 흔한 부작용인 구역, 설사, 졸림, 성기능 장애가 적다는 장점이 있다. 부프로피온(bupropion)은 경련 발작 유발 가능성이 다른 항우울제보다 높으며 특히 고용량으로 처방할 때 위험성이 증가한다. 따라서 경련의 과거력이 있거나 경련의 역치를 낮출 수 있는 약물 복용 시 혹은 경련 발생 위험이 높은 두부 손상이나 알코올 의존증 환자에 주의하여야 한다.[206]

임신 제1 삼분기에 노출된 경우 선천성 기형 발생률은 3.6%로 일반 임신과 다르지 않다.[207]

---

203 Gao SY, Wu QJ, Sun C, et al. Selective serotonin reuptake inhibitor use during early pregnancy and congenital malformations: a systematic review and meta-analysis of cohort studies of more than 9 million births. BMC Med. 2018;16:205.

204 한정열 외. 모태독성학. 제2판. 군자출판사; 2016. p. 223.

205 Anick Bérard, Noha Iessa, Sonia Chaabane, et al. The risk of major cardiac malformations associated with paroxetine use during the first trimester of pregnancy: a systematic review and metaanalysis. Br J Clin Pharmacol. 2016;81(4):589-604.

206 함병주, 정인과. 우울증의 최신 약물요법. J Korean Med Assoc. 2009;52(5):518-24.

207 The Bupropion Pregnancy Registry. Final report. 1 September 1997 through 31 March 2008. Issued August, 2008. Kendle International, Inc., Wilmington, North Carolina.

(2) 기타 항우울제

¤ 미르타자핀(mirtazapine)

임신 첫 3개월에 노출된 26명의 여아에서는 선천성 기형 발생이 없었고,[208] 또 다른 연구에 임신 제1 삼분기에 노출된 292명과 2명의 대조군 산모에서 선천성 기형, 유산, 사산, 조산, 재태 연령, 체중의 차이는 없는 것으로 보고되었다.[209] 덴마크에서 분석된 전국 의료 출생 등록연구에서 미르타자핀(mirtazapine)에 노출된 경우 선천성 기형, 유산, 사산, 신생아 사망과는 관련이 없었다.[210]

¤ 트라조돈(trazodone), 네파조돈(nefazodone)

임신 초기 트라조돈(trazodone)에 노출된 10건의 임신에서는 주요 기형 발생 보고가 없었으며,[211] 임신 제1 삼분기에 트라조돈(trazodone)에 노출된 75명의 임신부의 경우 기형 증가가 없었다.[212,213]

(3) 수면장애, 공황장애 약물

수면제는 벤조디아제핀(benzodiazepine) 계열, 이미다조피리딘(imidazopyridine) 계열, 바비탈류(barbiturates), 클로랄 유도체, 독세핀(doxepin), 멜라토닌(melatonin), 항히스타민제, 생약제제 등이 있다.[214] 바비탈류(barbiturates), 멜라토닌(melatonin) 생약제제 등은 임신을 준비하는 경우나 임신이 확인된 경우에는 중단할 것을 권한다.

공황장애 약은 선택적 세로토닌 재흡수 억제제, 세로토닌-노르에피네프린 재흡

208 Smit M, Wennink H, Heres M, et al. Mirtazapine in pregnancy and lactation: data from a case series. J Clin Psychopharmacol. 2015;35(2):163-7.
209 Winterfeld U, Klinger G, Panchaud A, et al. Pregnancy outcome following maternal exposure to mirtazapine: a multicenter, prospective study. J Clin Psychopharmacol. 2015;35(3):250-9.
210 Ostenfeld A, Petersen TS, Pedersen LH, et al. Mirtazapine exposure in pregnancy and fetal safety: A nationwide cohort study. Acta Psychiatrica Scandinavica. 2022;145(6):557-67.
211 mcelhatton pr, garbis hm, elefant e, et al. the outcome of pregnancy in 689 women exposed to therapeutic doses of antidepressants. a collaborative study of the european network of teratology information services (entis). reprod toxicol. 1996;10:285-94.
212 Einarson A, Bonari L, Voyer-Lavigne S, et al. A multicentre prospective controlled study to determine the safety of trazodone and nefazodone use during pregnancy. Can J Psychiatry. 2003;48:106-10.
213 Einarson A, Choi C, Einarson TR, et al. Incidence of major malformations in infants following antidepressant exposure in pregnancy: results of a large prospective cohort study. Can J Psychiatry. 2009;54(4):242-6.
214 수면제. 약품정보원.

수 억제제, 벤조디아제핀(benzodiazepine) 계열 등이 쓰인다.[215] 가끔 베타차단제인 프로프라노롤(propranolol) (상품명: 인데놀)을 사용하기도 한다.

벤조디아제핀(benzodiazepine) 계열 약물은 중추신경계의 흥분을 감소시키는 신경전달물질인 가바(gamma-aminobutyric acid, GABA)의 기능을 강화하는 작용을 한다. 항불안제로 가장 널리 사용되는 약물로 항불안, 진정, 항경련, 근 이완 효과를 나타낸다. 이 계열 약물 중 수면 유도 또는 유지 작용이 있는 몇몇 성분은 수면제로 사용된다. 벤조디아제핀 계열 약물은 알프라졸람(alprazolam), 클로나제팜(clonazepam), 트리아졸람(triazolam), 플루라제팜(flurazepam)과 플루니트라제팜(flunitrazepam)이 있다.

이미다조피리딘(imidazopyridine) 계열 약물은 벤조디아제핀(benzodiazepine) 계열 약물과 구조는 다르지만 벤조디아제핀(benzodiazepine) 계열 약물처럼 억제성 신경전달물질인 GABA의 활성을 증가시키는 작용을 한다. 벤조디아제핀(benzodiazepine) 계 약물과는 달리 항불안, 근 이완, 항경련 작용은 미미하다. 이미다조피리딘(imidazopyridine) 계열 약물에는 여러 성분이 있으나, 국내에서는 졸피뎀(zolpidem)만 사용된다.

클로랄 유도체의 약리작용은 명확하게 밝혀지지 않았으나 중추신경계를 억제한다고 알려져 있다. 포수클로랄이 불면증 치료와 수술 전 진정에 사용된다.

독세핀(doxepin)은 우울증 치료제로 개발된 약물로 불면증 치료에도 사용된다. 고용량(100-200 mg/1일)은 우울증과 관련된 것으로 알려져 있는 신경전달물질인 세로토닌(serotonin)과 노르에피네프린(norepinephrine)을 증가시켜 항우울 작용을 나타내나 국내에서 판매 허가가 취소되었다. 저용량(3-6 mg/1일)은 약리작용이 명확하게 밝혀지지 않았지만, 뇌에서 각성에 관여하는 신경전달물질인 히스타민을 억제함으로써 수면 유지 효과를 나타내는 것으로 여겨진다. 현재는 저용량의 불면증 치료제만 국내에서 잠을 자는 도중 깨지 않도록 수면을 유지해 주는 목적으로 사용되고 있다.

215 공황장애 약. 약품정보원.

¤ 벤조디아제핀(benzodiazepine)

2011년부터 2018년 동안 임신 1기에 벤조디아제핀(benzodiazepine)에 노출된 한국 임신부를 대상으로 분석한 코호트연구에서 고용량으로 복용한 경우 작은 심장 기형이 발생하였다고 보고하였으나 벤조디아제핀(benzodiazepine) 복용이 치료를 위해 필요한 경우는 저용량으로 복용할 것을 권고하고 있다.[216] 특히 알프라졸람(Alprazolam)은 임신 초기 노출 후 자연유산율은 14.1%이었다.[217] 임신 제1 삼분기 노출 시 선천성 기형과의 관련성은 없었다.[218]

¤ 졸피뎀(zolpidem)

임신 1기에 노출된 535건의 임신에서 수두증, 무뇌증, 소두증, 수막척수류, 뇌류 또는 척수이분증의 증가는 없었고,[219] 임신 초기 노출된 경우 그 외 다른 기형에 대한 위험도도 증가하지 않았다.[220,221]

¤ 포수클로랄(chloral hydrate)

임신 초기에 노출된 71명의 임신부에서 자연유산 및 기형의 발생 보고는 없었다.[222]

¤ 독세핀(doxepin)

독세핀(doxepin)은 삼환계 항우울제로 독세핀(doxepin)에 노출된 14건의 임신 중 1건의 자연유산이 발생하였고, 그 외 추가 연구 보고는 없었다.[223]

---

216 Noh Y, Lee H, Choi A, et al. First-trimester exposure to benzodiazepines and risk of congenital malformations in offspring: A population-based cohort study in South Korea. PLoS Med. 2022;19(3):e1003945.
217 한정열 외. 모태독성학. 제2판. 군자출판사; 2016. p. 1003.
218 한정열 외. 모태독성학. 제2판. 군자출판사; 2016. p. 1002.
219 Wang LH, Lin HC, Lin CC, et al. Increased risk of adverse pregnancy outcomes in women receiving zolpidem during pregnancy. Clin Pharmacol Ther. 2010;88(3):369-74.
220 Kallen B, Borg N, Reis M. The use of central nervous system active drugs during pregnancy. Pharmaceuticals. 2013;6(10):1221-86.
221 Howley MM, Werler MM, Fisher SC, T, et al. Maternal exposure to zolpidem and risk of specific birth defects. J Sleep Res. 2023:e13958.
222 Heinonen OP, Slone D, Shaipro S. Birth Defects and Drugs in Pregnancy. Littleton. Publishing Sciences Group. 1977.
223 McElhatton PR, Garbis HM, Elefant E, et al. The outcome of pregnancy in 689 women exposed to therapeutic doses of antidepressants. A collaborative study of the European Network of Teratology Information Services (ENTIS). Reprod Toxicol. 1996;10:285-94.

¤ 프로프라노롤(propranolol)

신경관 결손 영아 726명, 구순구개열 영아 578명, 요도하열 영아 1,191명, 기타 선천성 기형 영아 4,470명을 대상으로 한 환자-대조 연구에서 임신 첫 3개월 동안 임신부의 프로프라놀롤(propranolol) 사용과 연관성이 발견되지 않았다.[224] 임신 초기에 프로프라놀롤(propranolol)을 처방받은 274명의 신생아 중 3건의 심장 결함과 2건의 요도하열을 포함하여 4%의 주요 선천적 결함 발생 보고가 있었다.[225]

10) 자가면역질환: 전신 홍반 루푸스, 류마티스 질환, 갑상샘 질환

(1) 전신 홍반 루푸스(systemic lupus erythematosus, SLE)

SLE의 진단은 특징적인 임상소견에 근거하며 자가 항체를 포함하는 검사실 소견이 도움이 된다. 임상증상은 매우 경미하고 간헐적인 양상으로부터 지속적이고 전격적인 양상까지 다양하다. 대부분은 임상적 악화가 반복되며 그사이 안정기를 갖게 된다. 대개 발열, 피로, 권태감, 식욕 감퇴, 체중 감소 등의 전신증상을 동반한다. 치료는 비약물적 치료와 약물 치료로 나뉜다.[226] 비약물적 치료로는 햇빛을 피하고, 스트레스를 줄이고 금연을 권고한다. 약물 치료로는 비스테로이드성 소염진통제(NSAIDs), 항말라리아제(antimalarials), 코르티코스테로이드제(corticosteroid), 세포독성 약제가 포함된다.

¤ 비스테로이드성 소염진통제(NSAIDs)

임신 12주 이내 복용한 경우 유산의 위험을 증가시키는 것으로 알려져 있다.[227,228] 임신 초기이거나 1주일 이상 NSAIDs를 복용한 경우 유산의 위험은 더욱 증가한다.[229] 임신 초기 NSAIDs 복용과 배벽갈림증(gastroschisis), 선천성 심장 기

224 Czeizel A: Teratogenicity of ergotamine. J Med Genet. 1989;26:69-70.
225 Cited in Briggs G, Freeman RK, Yaffe SJ. Drugs in Pregnancy and Lactation. Hagerstown: Lippincott, Williams, and Wilkins; 2008.
226 최진정. 전신성 홍반성 루푸수의 진단과 치료. 대한내과학회지. 2010;78(4):437-43.
227 Nielsen GL, Sorensen HT, Larsen H, et al. Risk of adverse birth outcome and miscarriage in pregnant users of non-steroidal antiinflammatory drugs: population based observational study and case-control study. BMJ. 2001;322:266-70.
228 Nielsen GL, Skriver MV, Pedersen L, et al. Danish group reanalyses miscarriage in NSAID users. BMJ. 2004;328:109.
229 Li D-K, Liu L, Odouli R. Exposure to non-steroidal anti-inflammatory drugs during pregnancy and risk of miscarriage: population based cohort study. BMJ. 2003;327:368-70.

형의 관련성에 관한 선행 연구들은 상반된 연구 결과들이 보고되고 있다. 덱스이부프로펜의 경우 초기 노출 후 자연 유산율은 7.4% (13/176)로 보고된 바 있다.[230] NSAIDs는 동맥관 조기 수축으로 인해 임신 20-32주 사이에는 사용에 주의를 할 필요가 있다. 2023년 180만 건의 임신 중 임신 초기 NSAIDs에 노출된 한국 데이터를 분석한 연구 논문에서는 임신 초기 NSAIDs의 복용이 신생아 선천성 기형(RR 1.14, 95% CI 1.10-1.18), 저체중아(RR 1.29, 95% CI 1.25-1.33), 양수과소증(RR 1.09, 95% CI 1.01-1.19)의 위험을 약간 증가시키는 것으로 보고하였다.[231]

¤ **항말라리아제**(antimalarials): **하이드록시클로로퀸**(hydroxychloroquine, HCQ)

임신 초기에 복용하는 경우 자연유산의 위험(OR 1.95, 95% CI 1.10-3.13)이 증가한다고 보고하였지만, 이는 기저질환의 영향을 받을 수 있다고 제안하였다.[232] 또 다른 질병-짝지은 대조군(disease-matched control group) 연구에서는 임신 초기에 노출된 232명의 산모에게서 선천성 기형이 발견되지는 않았다.[233]

¤ **코르티코스테로이드**(corticosteroid)

항말라리아제(antimalarials)와 NSAIDs를 사용해서 관절염이나 피부발진을 치료하지 못할 때 비교적 저용량의 스테로이드(low dose corticosteroid)가 사용된다. 메타분석에서는 임신 중 코르티코스테로이드(corticosteroid) 노출 시 안면 구순열(facical cleft)의 위험도(OR 1.16, 95% CI 1.01-1.33)가 증가한다고 보고하였다.[234] 국소 코르티코스테로이드(corticosteroid)에 대한 노출은 저체중아와는 관련이 없었다.[235] 염증성 장질환으로 만성적으로 코르티코스테로이드(corticosteroid)를 사용한 여성에서 자간전증(OR 1.72, 95% CI 1.30-2.29), 조기양막파열(OR 1.63, 95% CI 1.01-2.44), 신우신염(OR

230 한정열 외. 모태독성학. 제2판. 군자출판사; 2016. p. 857.
231 Choi EY, Jeong HE, Noh Y, et al. Neonatal and maternal adverse outcomes and exposure to nonsteroidal anti-inflammatory drugs during early pregnancy in South Korea: A nationwide cohort study. PLoS Med. 2023;20(2):e1004183.
232 Reprotox[Internet]. Available from: https://reprotox.org/member/agents/17407
233 Chambers CD, Johnson DL, Xu R, et al. Birth outcomes in women who have taken hydroxycholoroquine in pregnancy: a prospective cohort study. Arthritis Rheumatol. 2022;74(4):711-24.
234 Xiao W, Liu X, Liu Y, et al. The relationship between maternal corticosteroid use and orofacial clefts - a meta-analysis. Reprod Toxicol. 2017;69:99-105.
235 Andersson NW, Skov L, Andersen JT. Evaluation of topical corticosteroid use in pregnancy and risk of newborns being small for gestational age and having low birth weight. JAMA Dermatol. 2021;157(7):788-95.

4.81, 95% CI 1.18-19.61)의 위험도가 증가한다고 보고했다.[236]

¤ 세포독성약제(cytotoxic drugs)

가장 자주 사용되는 약제는 아자티오프린(azathioprine)이나 싸이클로포스파마이드(cyclophosphamide)를 스테로이드와 병용 투여하는 것이다. 임신을 준비하거나 임신이 확인된 경우 사용에 주의해야 한다.

(2) 류마티스 질환(rheumatic disease)

류마티스 관절염(rheumatic arthritis)의 경우 가임기 여성에게도 발병할 수 있으므로 임신부와 태아의 영향을 고려해 치료에 주의를 기울여야 한다. 임신을 준비하는 경우 관련 증상이 잘 조절되어야 하며, 신장이 침범된 경우는 최소한 임신 6개월 전부터 관해 상태여야 한다. 면역력이 떨어지는 류마티스 관절염(rheumatic arthritis) 환자의 약 50-70%가량은 증세가 호전될 수 있으며, 이는 임신 초기부터 임신 기간 동안 지속된다. 그러나 질환의 활성도가 높은 환자 중에는 유산되는 경우도 나타나고 출산 후 다시 증상이 악화할 수 있기 때문에, 임신을 준비하는 경우 임신을 위한 계획을 미리 세우고 치료, 임신과 출산 과정을 주치의와 함께 면밀하게 관리해야 한다. 류마티스 관절염(rheumatic arthritis)의 경우 주로 NSAIDs, 면역 억제제, 생물학적 제제 등을 사용하는데, 임신 · 수유기에는 가능한 약물 사용을 최소화하는 것이 좋지만, 증상이 악화하는 경우 임신부와 아이에게 미치는 영향을 고려하여 약물을 선택하여 사용해야 한다.

¤ 비스테로이드성 소염진통제(NSAIDs)

¤ 코르티코스테로이드제(corticosteroids)

236 Cai E, Czuzoj-Shulman N, Abenhaim HA. Maternal and fetal outcomes in pregnancies with long-term corticosteroid use. J Matern Fetal Neonatal Med. 2021;34(11):1797-804.

¤ **항류마티스약제**(DMARDs): **D-페니실라민**(D-penicillamine, DPN), **부시라민**(bucillamine)

D-페니실라민(D-penicillamine)은 효과가 있으나 부작용이 흔하고 다른 유용한 약제들이 개발되어 더 이상 널리 이용되지 않는다. 부실라민(bucillamine)은 D-페니실라민(D-penicillamine)의 유도체로 주로 아시아에서 사용되고 단백뇨의 부작용이 문제가 될 수 있고,[237] 페니실라민(penicillamine)은 임신 중 기형 유발 약제로 분류[238]되기도 하여 임신을 준비하는 경우 사용에 주의가 필요하다.

¤ **항류마티스약제**(DMARDs): **설파살라진**(sulfasalazine)

염증성 장질환에 쓰이는 면역 억제제 중 대표적 약물인 설파살라진(sulfasalazine)은 5-ASA (5-aminosalicylate) 계열 약품으로서 여러 개의 역학조사에서 태아에 대한 위험성이 낮은 것으로 보고되었다.[239] 지금까지 보고된 자료에는 임신 중 선천성 기형이나 주산기 합병증에 영향이 없다고 알려져 있다.[240] 1,100명에서 크론병으로 설파살라진을 복용한 경우 39명의 기형이 있다고 보고[241]하였지만, 3.5%로 임신의 평균 기형발생률에 비해 높지 않다.

¤ **항류마티스약제**(DMARDs): **메토트렉세이트**(methotrexate, MTX)

MTX는 인간 배아 또는 영양막 조직에 독성을 이용하여 자궁 외 임신을 치료하기 위해 쓰이는 약제[242]로, 임신 초기 또는 임신을 준비하는 경우 사용에 주의하여야 한다.

¤ **항류마티스약제**(DMARDs): **레플루노마이드**(leflunomide)

레플루노마이드(leflunomide)는 피리미딘 합성을 억제하며 T 세포의 증식을 억제

237 고은미. 류마티스 관절염의 약물치료: NSAID, DMARD, 스테로이드. J Korean Med Assoc. 2010;53(10): 871-9.
238 김해중. 흔한 질환에 대한 임신 중 사용 가능한 약물. J Korean Med Assoc. 2007;50(5):440-6
239 임부에 대한 의약품 적정 사용 정보집. 2010. p. 61.
240 Reprotox[Internet]. Available from: https://reprotox.org/member/agents/29867
241 Moody GA, Probert C, Jayanthi V, et al. The effects of chronic ill health and treatment with sulphasalazine on fertility amongst men and women with inflammatory bowel disease in Leicestershire. Int J Colorectal Dis. 1997;12:220-4.
242 Periti E, Comparetto C, Villanucci A, et al. The use of intravenous methotrexate in the treatment of ectopic pregnancy. J Chemother. 2004;16:211-5.

한다. 임상시험을 통해 MTX와 비견할 만한 효과가 있는 것으로 알려져 있으며 관절 파괴의 진행도 늦추는 것으로 밝혀졌다. Leflunomide는 MTX를 사용하기 어려운 환자나 MTX에 만족할 만한 효과를 보이지 않았던 환자에서 사용할 수 있다. 레플루노마이드(leflunomide)의 효과는 중간 용량의 MTX를 사용하였을 때와 유사하다. 레플루노마이드(leflunomide) 역시 주요 부작용은 간기능이상이다. 또한 기형아 출산 가능성도 있기 때문에 임신을 준비하는 경우는 사용에 주의하여야 한다.[243]

¤ 아자티오프린(azathioprine)

Thiopurine 계열에 속하는 아자티오프린(azathioprine)은 중등도 염증성 장질환 환자에게 투여된다. 동물 실험 결과 기형을 일으킨다는 보고가 있었지만, 사람에 대한 임상 조사에서는 선천성 이상을 증가시키지 않는 것으로 나타났다.[244]

¤ 인플릭시맵(infliximab), 아달리무맙(adalimumab)

생물학적 제제인 항TNF (tumor necrosis factor) 제제로 monoclonal antibody 의약품은 동물 실험상 태자에 대한 독성이 없는 것으로 보고되어 비교적 임부에게 안전하게 투여 가능하다.[245]

(3) 갑상샘 질환

가. 갑상샘기능항진증

약물치료로 프로필티오우라실(propylthiouracil, PTU)과 메티마졸(methimatzole)을 사용할 수 있다. 임신 중 사용의 효과 면에서 두 약제 사이의 우월성이 보고된 적은 없으며 비임신 시에는 메티마졸(methimatzole)이 우선시되나 태아 기형이 보고되어 임신이 확인되거나 임신 제1 삼분기에는 PTU 사용이 먼저 권고된다. 두 약제 모두

243 고은미. 류마티스 관절염의 약물치료: NSAID, DMARD, 스테로이드. J Korean Med Assoc. 2010;53(10):871-9.
244 FG Cunningham. Chapter 14. Teratology and Medications That Affect the Fetus. Williams Obstetrics. 23rd ed. The Mc-Graw-Hill Companies, Inc; 2010.
245 Saha, Degli. Reproductive issues in inflammatory Bowel Disease. Medicine & Health. 2009;92(4):14851.

간독성이 있을 수 있으며, 두 약제 모두 흔한 부작용으로는 가려움증과 피부발진이 있으며, 심각한 부작용으로 무과립구증(agranulocytosis)이 있다. 임신 제1 삼분기에는 PTU, 임신 2분기 이후에는 메티마졸을 사용할 것을 권고하고 있다.

¤ 프로필티오우라실(propylthiouracil, PTU)

PTU의 간독성 위험성으로 인해 임신 제2, 3 삼분기 이후에는 다시 메티마졸(methimatzole)로 변경하는 것이 고려되어야 하는데, 메티마졸(methimatzole) 약제에 알레르기가 있거나 갑상샘 중독발작이 있는 경우에는 PTU를 지속적으로 사용할 수 있다. PTU의 용량은 300-450 mg (100-150 mg x 3 /day)으로 주로 사용하며 조절하는데, 항갑상샘 약제의 간독성 및 태아독성 가능성이 있어 갑상샘 기능을 정상으로 유지할 수 있는 최소의 용량으로 유지해야 한다.

¤ 메티마졸(methimatzole)

비임신 시에는 메티마졸(methimatzole)이 우선시되나 피부무형성증(aplasia cutis),[246] 식도폐쇄증[247]과 같은 태아 기형이 보고되어 임신이 확인되거나 임신 제1 삼분기에는 PTU 사용이 먼저 권고된다. 임신 초기 메티마졸(methimatzole) 또는 PTU에 노출된 경우 임신 초기 이후에 PTU에서 메티마졸(methimatzole)로 전환된 임신보다 선천성 기형의 위험도가 증가한 것으로 보고되었다.[248]

나. 갑상샘기능저하증

¤ 레보사이록신(levothyroxine: L-thyroxine)

갑상샘호르몬 투약을 치료로 하며, 티록신 제제인 레보사이록신(levothyroxine: L-thyroxine, synthyroid)을 주로 이용한다. 임신을 준비하는 가임기 여성과 임신 초기

246 Yoshihara A, Noh J, Yamaguchi T, et al. Treatment of graves' disease with antithyroid drugs in the first trimester of pregnancy and the prevalence of congenital malformation. J Clin Endocrinol Metab. 2012;97(7):2396-403.

247 Clementi M, Di Gianantonio E, Pelo E, et al. Methimazole embryopathy: delineation of the phenotype. Am J Med Genet. 1999;83:43-6.

248 Andersen SL, Olsen J, Wu CS, et al. Birth defects after early pregnancy use of antithyroid drugs: a Danish nationwide study. J Clin Endocrinol Metab. 2013;98(11):4373-81.

에는 갑상샘자극호르몬(TSH) 2.5 mIU/L 이하로, 임신 제2, 3 삼분기에는 3.0, 2.5 또는 3.0 mIU/L 이하를 목표로 하며, 가능한 한 빨리 적정농도를 유지할 수 있도록 4-6주 간격으로 TSH를 측정하며 용량을 조절한다. 일반적으로 하루 0.05-0.2 mg을 TSH 수치, 몸무게 등을 고려하여 투여한다. 치료 시작 후 1주 정도 내에 대개 적정 수준에 도달할 수 있으며, 임신 중 용량 증가에 대한 논란이 있으나, 태아에게는 별다른 영향을 주지 않는다.[249] 무증상 갑상샘저하증의 경우 현재까지 일률적인 레보사이록신(levothyroxine) 치료를 권장 또는 금지할 만한 증거가 없는 상태이지만, 갑상샘 자가 항체가 양성인 경우 치료를 고려해 볼 수 있다.[250]

249 Landon M B, Galan H L, Jauniaux E R M, et al. obstetrics normal and problem pregnancies. Gabbe's obstetrics: Normal and problem pregnancies. 8th ed. Saunders; 2020. p. 1280.

250 Alexander EK, Pearce EN, Brent GA, et al. 2017 Guidelines of the American Thyroid Association for the diagnosis and management of thyroid disease during pregnancy and the postpartum. Thyroid. 2017;27:315-89.

2. 임신 전 다빈도 중요 질환과 안전 약물 사용 요약

다빈도 중요 질환	질환에 따른 부정적 임신 결과	약물 외 관리	안전한 약물	피해야 하거나 주의가 필요한 약물
두통	• 긴장성 두통: 임신의 부정적 영향은 없음	생활 습관의 개선: 스트레스를 줄이고 스트레칭을 자주 해주고, 카페인 섭취를 줄이는 것도 도움이 될 수 있음	• 아스피린(aspirin) • 아세트아미노펜(acetaminophen) • 비스테로이드성 소염진통제(NSAIDs)	
	• 편두통: 임신의 부정적 영향은 없음		• 1차 치료제 아세트아미노펜(acetaminophen), 비스테로이드성소염진통제(NSAIDs), 돔페리돈(domperidone), 맥페란(metoclopramide) • 2차 치료제 수마트립탄(sumatriptan), 졸미트립탄(zolmitriptan), 나라트립탄(naratriptan)	• 3차 치료제 중 우브로게판트(ubrogepant), 리메게판트(rimegepant): 안전성 근거 부족, 라스미디탄(lasmiditan): 금기
피부질환: 여드름, 가려움증	임신의 부정적 영향은 거의 없으나 가려움증의 경우 임신성 담즙 정체증(cholestasis in pregnancy), 천포창양 임신 (pemphigoid gestationis)의 경우 조산, 저체중아 등 증가 위험	보습제를 사용하여 보존적 치료를 우선 권고	• 항히스타민제: 디펜히드라민(diphenhydramine), 클로르페니라민(chlorpheniramine), 히드리시진(hydroxyzine), 팩소페나딘(fexofenadine), 세티리진(cetirizine) • 선택적 세로토닌 재흡수 억제제(SSRI): 써트랄린(sertraline), 플루복사민(fluvoxamine), 플루우세틴(fluoxetine),	• 비타민 A 유도체: 이소트레티노인(Isotretinoin) 및 기타 레티노이드(retinoid): 임신 중 사용 금기 • 독시사이클린(doxycycline), 테트라사이클린(tetracycline): 임신 25주 이후 사용 금기 • 파록세틴(paroxetine): 임신 초기 복용 시 심장 기형 등 증가

감기	• 자연유산, 사산, 조산의 증가 및 고열에 의한 태아 기형(구순열) 위험성 증가	• 비누, 따뜻한 물로 손 씻기 • 눈, 코, 입 만지지 않기 • 감염된 사람과 접촉 피하기 • 규칙적 운동과 충분한 수면 • 충분한 수분 섭취	• 아세트아미노펜(acetaminophen)(3주 이상 장기간 사용하지 말 것) • 진해거담제: 덱스트로메토르판(dextromethorphan), 아세틸시스테인(acetylcysteine) • 비충혈제거제: 에페드린(ephedrine) • 복합 감기약: 염화암모니움(ammonium chloride) 성분인 코푸시럽, 코푸시럽에스, 코푸정에스	• 비스테로이드성 소염진통제(NSAIDs): 임신 12주 이내 또는 초기 1주 이상 사용한 경우 유산의 증가 및 선천성 기형의 증가. 임신 후반기 사용 시 태아의 동맥관 조기 폐쇄 및 태아 신기능 감소와 양수과소증을 초래할 수 있음 • 코데인(codein): 태아의 선천성 기형에 미치는 영향이 크지 않지만, 마약성 진통제로 주의를 기울여야 함 • 슈도에페드린(pseudoephedrine): 비충혈제로 흔히 사용되는 약제로 선천성 기형 유발 가능성으로 임신 중 사용은 권고되지 않음 • 레보드로프로피진(levodropropizine): 동물실험에서 선천성 기형 위험은 증가하지 않았으나, 인간 대상 연구 근거는 아직 부족함
비만	• 산모: 임신 중 고혈압 및 당뇨 관련 질환으로 이환 가능 • 태아: 저체중아 또는 거대아, 견갑난산, 출생 후 소아비만 및 대사성 질환 이환 위험 증가	임신 준비하는 경우 생활 습관 개선을 통해 체중감량을 권고하나, 임신 중에는 체중감량 권고하지 않음	• 지방분해효소 억제제: 오르리스타트(orlistat)	• 식욕 억제제인 펜터민(phentermine), 펜다이메트라진(phendimetrazine), 다이에틸프로피온(diethylpropion), 마진돌(mazindol)은 향정신성 의약품으로 주의 • 로카세린(lorcaserin): 임신 중 금기 • 글루카곤양펩티드(GLP-1): 리라글루티드(liraglutide) 성분의 삭센다(saxenda)는 안전성 근거 부족

역류성 식도염, 위염	임신 중 매우 흔하며, 자주, 오랫동안 불편할 수 있음 심할 경우 출혈, 바렛 식도, 삼킴 곤란 등이 드물지만 발생	생활 습관의 개선: 증상을 완화시키기 위해서 카페인 섭취를 줄이고 취침 전 3시간 동안은 음식을 먹지 않는 것이 좋음. 취침 시 머리를 높게 하고, 조이는 옷이나 벨트를 피하도록 함. 음식 섭취 후 곧바로 누워 있지 않는 것이 도움이 될 수 있음	• 히스타민수용체 길항제: 파모티딘(famotidine) • 제산제: 산화마그네슘, 수산화 알루미늄 • 양성자 펌프 억제제(proton pump inhibitor, PPI): 오메프라졸(omeprazole), 에스오메프라졸(esomoprazole), 란소프라졸(lansoprazole) • 위점막보호제: 수그랄페이트(sucralfate), 알마게이트(almagate)	• 시메티딘(cimetidine): 항항안드로젠 효과로 사용 주의 • 라니티딘(ranitidine): 발암 성분 보고 • 미소프로스톨(misoprostol): 임신 종결을 위해 사용되는 약물로 자궁수축을 일으킬 수 있어 임산부에게는 금기
고혈압	• 전신적 경련(자간증), 다발성 장기 손상, 신경학적 손상, 폐부종, 뇌출혈 • 태반조기박리, 자궁 내 성장 제한, 조산, 저출생 체중	임신 전에는 체중감량, 하루 30-50분 정도의 적절한 운동, 저염식이, 금주, 금연을 통해 생활 습관을 개선하고, 혈압약을 통해 수축기 혈압 110/70 mmHg 이하로 유지하도록 노력 및 임신이 확인된 이후에는 140/90 mmHg 이하로 유지하도록 조절	• 칼슘채널차단제: 니페디핀(nifedipine), 베라파밀(verapamil) • 교감신경차단제(베타차단제, 알파차단제): 라베타롤(labetalol)	• 안지오텐신 전환효소 억제제: 임신 1기 이후 양수과소증, 선천성기형 및 주산기 합병증 위험 증가 • 이뇨제: 신생아 혈소판 감소증, 출혈, 전해질 장애 위험 증가

당뇨	• 임신 중 고혈압, 당뇨 관련 질환의 위험이 있고, 특히 임신 초기 조절되지 않는 당뇨의 경우 자연유산, 태아 기형의 위험이 증가	임신 전 당뇨를 진단받은 경우 식이 및 운동요법을 통해 혈당조절을 엄격하게 조절해야 하며, 그럼에도 혈당조절이 안 되는 경우는 경구혈당강하제를 복용하거나 인슐린을 사용하여야 할 수도 있음 경구혈당강하제를 사용하는 경우 임신이 확인되면 인슐린으로 변경하여 사용할 것을 권고	• 경구혈당강하제: 메트포르민(metformin) • 인슐린	• 경구혈당강하제: 글리부라이드(glyburide)는 사용에 주의
뇌전증	• 임신 중 뇌전증의 경우 증상이 잘 조절되지 않는 경우, 조산 위험 증가 및 항경련제 복용으로 선천성 기형 위험 증가	항경련제는 선천성 기형의 발생률이 특히 주요 기형의 발생률이 4-6%로 기본 기형 발생률보다 2-4배 높은 것으로 알려져 있어, 임신을 준비하는 경우 전문의와 상담하여 약제 변경 고려 단일요법으로, 항경련제 복용으로 인해 신경관 결손 예방을 위해 미국소아과학회 및 미국산부인과학회에서는 고용량(4 mg)의 엽산을 복용할 것을 권고	• 라모트리진(lamotrigine), 레베티라세탐(levetiracetam)	• 발프로에이트(valproate), 페니토인(phenytoin), 카바마제(carbamazepine), 페노바비탈(phenobarbital) :선천성 기형 유발 위험 증가 • 가바펜틴(gabapentin), 프레가발린(pregabalin), 펠바메이트(felbamate), 티아가빈(tiagabine) 등 : 안전성 근거 부족

정신과 질환: 우울장애	임신 전 우울·수면장애 및 공황장애 등 정신과 질환이 적절하게 치료하지 않을 경우 산전, 산후우울증의 위험 및 악화 가능성이 높음	원인 질환에 대한 치료를 우선하고 생활 습관 개선을 통한 인지행동 치료 권고	• 선택적인 세로토닌 재흡수 억제제(SSRIs): 트랄린(sertraline), 플루복사민(fluvoxamine), 플루우세틴(fluoxetine), 아미트립틸린(amitriptyline) 등 • 부프로피온(bupropion) • 미르타자핀(mirtazapine) • 트라조돈(trazodone)과 네파조돈(nefazodone)	• 삼환계항우울제(TCAs): 항콜린성 작용으로 사용에 주의 • 파록세틴(paroxetine): 임신 초기 복용시심장기형을포함한선천성 기형 증가
정신과 질환: 수면장애, 공황장애			• 벤조디아제핀(benzodiazepine): 알프라졸람(alprazolam), 클로나제팜(clonazepam), 트리아졸람(triazolam), 플루라제팜(flurazepam)과 플루니트라제팜(flunitrazepam) • 졸피뎀(zolpidem) • 포수클로랄(chloral hydrate) • 프로프라노롤(propranolol)	• 향정신성 약물은 치료가 반드시 필요한 경우 저용량으로 복용할 것을 권고 • 독세핀(doxepin): 저용량에서만 수면 유지에 사용되므로 사용에 주의
자가면역 질환: 전신 홍반 루푸스	• 루푸스의 악화, 신장염, 정맥혈전 • 색전증, 전자간증 • 유산, 사산, 자궁 내 성장 제한, 조산, 신생아 전신 홍반 루푸스	햇빛을 피하고, 스트레스를 줄이고 금연 권고	• 항말라리아제(antimalarials): 하이드록시클로로퀸(hydroxychloroquine) • 코르티코스테로이드제(corticosteroids): 구순구개열 위험이 약간 증가하기는 하나 비교적 저용량으로 사용 가능	• 비스테로이드성소염진통제(NSAIDs): • 임신 초기에 사용한 경우 유산의 위험 증가, 임신 중기 이후 사용 시 양수과소증 및 동맥관 조기 폐쇄 위험 증가 • 세포독성약제: 아자티오프린(azathioprine), 싸이클로포스파마이드(cyclophosphamide)

류마티스 질환: 류마티스 관절염	임신을 준비하는 경우 관련 증상이 잘 조절되어야 하며, 신장이 침범된 경우는 최소한 임신 6개월 전부터 관해(remission) 상태여야 하고, 면역력이 떨어지는 류마티스 관절염 환자의 약 50-70%가량은 증세가 호전될 수 있음. 그러나 질환의 활성도가 높은 환자 중에는 유산되는 경우도 나타나고 출산 후 다시 증상이 악화될 수 있기 때문에 임신을 준비하는 경우 임신을 위한 계획을 미리 세우고 치료, 임신과 출산 과정을 주치의와 함께 면밀하게 관리 필요 임신·수유기에는 가능한 약물 사용을 최소화하는 것이 좋지만, 증상이 악화되는 경우 산모와 아이에게의 영향을 고려하여 약물 선택 및 사용 필요	• 항말라리아제(antimalarials): 하이드록시클로로퀸(hydroxychloroquine) • 코르티코스테로이드제(corticosteroids): 구순구개열 위험이 약간 증가하기는 하나 비교적 저용량으로 사용 가능 • 항류마티스약제(DMARDs): 설파살라진(sulfasalazine), 인플릭시맵(infliximab), 아달리무맙(adalimumab)	• 비스테로이드성 소염진통제(NSAID): 임신 12주 이내 또는 초기에 1주 이상 사용한 경우 유산의 증가 및 선천성 기형의 증가와 양수과소증 위험 증가 • 항류마티스약제(DMARDs): D-페니실라민(D-Penicillamine, DPN), 부시라민(bucillamine), 메소트렉세이트(methotrexate), 레플루노마이드(leflunomide)

자가면역 질환: 갑상샘 질환	갑상샘기능저하증: 임신 전 또는 임신 초기에는 난임, 유산의 위험 증가, 임신 기간에는 임신성 고혈압/전자간증, 태반조기 박리, 사산, 조산, 저출생 체중아, 신생아의 신경인지발육 위험 증가		• 레보사이록신(levothyroxine)	
	갑상샘기능항진증: 임신 초기 유산의 위험 증가, 임신 기간 중 산모의 울혈성 심부전, 조기 태반박리, 감염, 갑상샘 중독발작 (thyroid storm)의 위험 증가	임신 제1 삼분기에는 프로필티오우라실(PTU), 임신 2분기 이후에는 메티마졸을 사용할 것을 권고	• 프로필티오우라실(propylthiouracil)이 메티마졸(methimatzole)의 태아 기형 위험으로 임신 제1 삼분기에 우선적으로 권고됨	• 메티마졸(methimatzole): 태아 기형 유발로 임신 제1 삼분기 사용에 주의 • 프로필티오우라실(propylthiouracil): 임신 제1 삼분기에 사용 가능하나 간독성 위험성이 있어 임신 제2,3 삼분기에는 메티마졸(methimatzole) 변경 권고

CHAPTER 04

임신 중 다빈도 중요 질환

1) 임신 중 당뇨 질환

(1) 국내·외 문헌 고찰

임신 중 당뇨 질환은 크게 당뇨병 여성이 임신한 경우(pregestational diabetes mellitus, PGDM)와 임신성 당뇨병(gestational diabetes mellitus, GDM)으로 구분한다. 임신성 당뇨병의 유병률은 전 세계적으로 임신 여성의 4-14%로 제시되고 있으며(american diabetes association [ADA], 2003),[251] 우리나라에서는 2009년에서 2011년 사이 임신성 당뇨의 빈도는 5.7-9.5%이고, 당뇨병 임신은 0.4%로 임신 중 당뇨 질환은 증가 추세가 보고되고 있다.[252]

임신성 당뇨의 진단 방법으로 미국 및 우리나라에서는 50 g 당부하 선별검사에서 양성이 나오면 임신성 당뇨의 확진을 위한 진단검사로 100 g, 3시간 경구 당부하 검사를 시행하여 2개 이상의 혈당치가 기준치보다 높을 때 임신성 당뇨로 진단하는 2단계 검사법을 주로 사용한다. 2010년 당뇨병과 임신연구국제협회(International association of diabetes and pregnancy study group, IADPSG)에서 임신 중 고혈당과 임신 합병증의 관계에 대한 7년간의 전향적 다기관 관찰 연구 Hyperglycemia and

251 American Diabetes Association. Gestational diabetes mellitus. Diabetes Care. 2003;26:103-5.
252 Koo BK, Lee JH, Kim J, et al. Prevalence of gestational diabetes mellitus in Korea: a national health insurance database study. PLoS One. 2016;11(4):e0153107.

Adverse Pregnancy Outcome (HAPO)의 연구를 토대로 더 낮은 혈당 기준치를 적용한 75 g, 2시간 당부하검사법을 진단 기준 및 치료 기준으로 제시하였으나,[253] 아직까지 치료 효과의 불분명성 및 비용-효율적 이득이 명확하지 않아 2013년 미국국립보건원, 2018년 미국산부인과학회[254]에서는 2단계 검사법을 권고하였으며, 미국당뇨병학회(2023)[255]에서는 최근까지도 2가지 방법 모두 사용할 수 있음을 권고하고 있다. 대한당뇨병학회(2013)[256]의 권고에 따르면, 이전에 당뇨병이나 임신성 당뇨병으로 진단받지 않은 임신부에게서는 임신 24-28주에 75 g, 2시간 경구 당부하검사로 하는 1단계 방법과 50 g 당부하 선별검사 후 100 g, 3시간 경구 당부하검사 2단계 방법, 두 가지 모두 가능하다. 이처럼 임신 중 당뇨병 질환의 진단 기준에 대한 다양한 의견이 있으나, 조절되지 않는 임신성 당뇨병이 임신부와 태아에게 유발하는 많은 합병증에 대한 근거들이 지속적으로 밝혀지며 임신 중 적극적인 혈당 관리의 중요성은 잘 알려져 있으며 이에 대한 권고사항들이 꾸준히 제시되고 있다. 임신성 당뇨병의 혈당조절 목표는 공복혈당 = 95 mg/dL, 식후 1시간 혈당 = 140 mg/dL, 식후 2시간 혈당 = 120 mg/dL이다. 많은 경우에서 식이와 운동요법으로 혈당이 조절되나 15-30%의 환자에게서는 약물요법이 필요할 수 있다. [257,258]

253 International Association of Diabetes and Pregnancy Study Groups Consensus Panel. International Association of Diabetes and Pregnancy Study Groups recommendations on the diagnosis and classification of hyperglycemia in pregnancy. Diabetes Care. 2010;33:676682.

254 ACOG Practice Bulletin No. 190: Gestational Diabetes Mellitus. Obstet Gynecol. 2018;131(2):e49-64.

255 ElSayed NA, Aleppo G, Aroda V, et al. 2. Classification and Diagnosis of Diabetes: Standards of Care in Diabetes-2023. Diabetes Care. 2023;46(1):S19.

256 Korean Diabetes Association[Internet]. Clinical practice guidelines for diabetes. [cited 2021 Dec 1]. Available from: http://kdaguideline.com

257 American Diabetes Association. 14. Management of diabetes in pregnancy: Standards of medical care in diabetes-2019. Diabetes Care. 2019;42:S165-72.

258 ACOG Practice Bulletin No. 190: Gestational Diabetes Mellitus. Obstet Gynecol. 2018;131(2):e49-64.

(2) 당뇨병 질환이 임신 결과에 미치는 영향[259]

가. 임신성 당뇨병

(가) 모체에 미치는 영향: 임신 중 거대아(macrosomia)의 진단으로 제왕절개 분만율이 2배 이상 증가하고, 흡입분만, 분만손상이 증가한다. 또한 임신 중 고혈압성 질환의 빈도가 약 2배 정도 증가하며, 조절되지 않은 당뇨병에서 그 빈도가 높다. 장기적으로 임신성 당뇨병 여성의 50%에서 20년 이내에 제2형 당뇨병이 발생하게 되고, 심혈관계 합병증의 빈도가 증가한다.

(나) 태아/신생아에 미치는 영향: 모체의 고혈당증으로 태아는 혈당에 과다 노출되고 이에 따라 태아의 지나친 신체 성장이 발생하며, 태아 체중이 4,000 g이 넘는 거대아의 빈도가 증가한다. 이에 따라 분만 중 어깨탓난산(shoulder dystocia) 및 신생아의 쇄골골절, 팔신경얼기손상이 발생할 수 있다. 분만 후 신생아 저혈당증, 고빌리루빈혈증, 저칼슘혈증 등으로 신생아집중치료실 입원이 증가한다.

나. 당뇨병 임신

(가) 모체에 미치는 영향: 임신성 당뇨병보다 배아, 태아 및 모체에 미치는 불량한 영향이 크다. 당뇨병 임신에서 전자간증 발병률이 약 3.7배에서 9배까지 증가함이 보고되었다. 이 외에 칸디다(candida) 질염, 호흡기감염, 산욕기 골반장기 감염, 상처 관련 합병증 등 감염성 질환이 증가할 수 있다. 기저 혈당의 조절 정도, 기저 심혈관계 및 신장질환의 중증도에 따라 신장병증, 망막병증, 신경병증이 진행할 수 있으며, 드물게 케톤산증(ketoacidosis)이 발생할 수 있다.

(나) 태아/신생아에 미치는 영향: 혈당조절이 불량한 경우 임신 제1 삼분기 자연유산이 증가한다. 일반적으로 태아 기형(malformations)의 발생률이 2-3%임에 비해 제1, 2형 당뇨가 있는 임신부의 경우 태아 기형 발생률이 7.5-10%로 2-6배 높아지

259 Mark B, Landon MD, Henry L. Galan MD, et al. Obstetrics: Normal and Problem Pregnancies E-Book. Elsevier Health Sciences; 2020.

며, 이는 임신 초기 혈당과의 관련성이 높으며, 중추신경계, 심장 기형 등을 포함한다. 또한, 태반 관류 부전과 이로 인한 태아의 저산소증으로 임신 20주 이후에 자궁 내 태아가 사망하는 사산(stillbirth)이 3-4배 증가할 수 있다. 자궁 내 태아 성장 제한, 조산이 증가하며, 양수과다증이 동반될 수 있고, 출생 후 호흡곤란증후군, 저혈당증의 빈도가 증가한다. 장기적으로 당뇨병 임신부뿐 아니라 임신성 당뇨 임신부의 자녀의 경우 성인기에 비만, 제2 당뇨병이 증가하는 것으로 나타났다.

(3) 당뇨 질환을 위한 적정 약물 사용

¤ **인슐린**(insulin)

인슐린은 태반을 통과하지 않아 미국 산부인과학회(ACOG) 및 미국당뇨병학회(ADA)에서 당뇨병 임신의 1차 약제로 권고한다. 임신성 당뇨가 진단된 경우 1차 치료는 식이조절과 운동요법이지만, 목표 혈당 조절에 실패할 경우 인슐린을 1차 약제로 고려한다. 임신 중 인슐린의 투약은 주로 지속적 피하지방 주입 방법을 사용하며, 공복과 식후 혈당이 조절되는 정도에 따라 지속형 인슐린과 속효성 인슐린을 복합 또는 단독으로 투여한다. 임신 제2 삼분기 이후 인슐린 필요량이 증가할 수 있으며, 임신 제3 삼분기에는 초기용량의 약 2배 정도의 인슐린이 요구된다. 최근에는 생리적 인슐린과 작용이 유사하고 태반을 통과하지 않는 새로운 인슐린 유사제(analog)가 제시되었는데, 속효성 regular insulin을 대신하는 제제로 insulin lispro와 insulin aspart가, 지속형 humulin NPH를 대신하는 제제로 insulin detemir가 미국 식품의약품안전처(FDA)의 승인을 받아 사용되고 있다.

¤ **저용량 아스피린**(low dose aspirin)

미국산부인과학회(ACOG)에서는 당뇨병 임산부의 경우 전자간증의 고위험군에 해당하므로 이를 예방하기 위한 목적으로 임신 12주에서 28주 사이부터 분만 시까지 저용량 아스피린(81 mg/day)을 복용할 것을 권고하고 있다. 국내에는 100 mg 아스피린이 상용되고 있다.[260] 저용량 아스피린(60-150 mg)의 경우 다른 NSAID와 다

260 Pregestational diabetes mellitus. ACOG Practice Bulletin No. 201. American College of Obstetricians and Gynecologists. Obstet Gynecol. 2018;132:e22848.

르게 임신 제3 삼분기에 복용하더라도 태아의 동맥관 조기 폐쇄와 관련이 없는 것으로 보고되었다.[261] 또한 전자간증 예방을 위한 저용량 아스피린에 대한 USPSTF 보고서에 따르면 저용량 아스피린 복용이 태반조기박리(11개 시험 [23,332명] - RR: 1.17, CI: 0.93-1.48), 산후출혈(9개 시험 [22,760명] - RR: 1.02, CI: 0.96-1.09) 및 출혈량(5개 시험 [2,478명] - RR 보고되지 않음)을 증가시키지 않는 것으로 확인하였다.[262] 최근 보고된 메타분석에 따르면 임신 제3 삼분기 동안 저용량 아스피린의 복용이 신생아의 뇌 내 출혈(10개 시험 [26,184명])이나 다른 출혈성 합병증(8개 시험 [27,032명]) 역시 증가시키지 않는 것으로 확인하였다.[263]

¤ 식이요법과 운동요법

임신성 당뇨병으로 진단된 경우 일차적으로 적절한 식이조절과 운동요법에 대한 교육과 관리가 필수적으로 동반되어야 한다. 당뇨병 임신에서도 효과적인 혈당조절을 위해 식이조절과 운동요법은 반드시 병행되어야 한다. 식이조절에 대해 다음과 같은 원칙을 제시하고 있다.

식이 권고사항[264]
• 하루 세 끼의 식사와 세 번의 간식 • 열량 배분: 아침에 25%, 점심 30%, 저녁 30%, 취침 전 15%로 배분 • 열량 섭취: 탄수화물 40-50%, 단백질 20%, 지방은 30-40%로 하며, 포화지방은 10% 미만으로 하고, 불포화지방산을 10%까지 증가시킨다. 정상체중을 기준으로 35 kcal/kg로 하며(2,000-2,400 kcal/day), 체중 감량은 권하지 않음

261 Sibai BM, Mirro R, Chesney CM, et al. Low-dose aspirin in pregnancy. Obstetrics & Gynecology. 1989;74(4): 551-7.

262 Henderson JT, Whitlock EP, O'Connor E, et al. Low-dose aspirin for prevention of morbidity and mortality from preeclampsia: a systematic evidence review for the U.S. Preventive Services Task Force. Ann Intern Med. 2014;160:695703.

263 Duley L, Meher S, Hunter KE, et al. Antiplatelet agents for preventing pre-eclampsia and its complications. Cochrane Database of Systematic Reviews. 2007, Issue 2. Art. No.:CD004659.

264 Steven G. Gabbe, Jennifer R. Niebyl, Henry L Galan, et al. Obstetrics: Normal and Problem Pregnancies E-Book. Elsevier Health Sciences; 2020.

(4) 당뇨 질환 치료 시 피해야 할 약물과 대체 약물

¤ 경구혈당강하제

경구혈당강하제에는 2세대 sulfonylurea 계열인 글리부라이드(glyburide)와 biguanide 계열인 메트포르민(metformin)이 있으며, 제2형 당뇨병에서 주요 치료제로 흔히 사용되는데, 태반을 통과하며, 아직 태아에 대한 장기적인 안전성 데이터가 확보되지 않아 미국 식품의약품안전처(FDA)의 승인을 받지는 않았다. 단, 최근에 임신 중 당뇨 질환에서도 경구혈당강하제가 치료제로 사용될 수 있음이 제시되고 있는데, 메타분석을 통해 당뇨병 임신 및 임신성 당뇨병에서도 경구 혈당강하제의 사용이 유산, 태아 기형, 사산을 증가시키지 않고[265] 메트포르민이 기형유발물질이 아닌 것으로 보이며, 임신 제1 삼분기 말까지 비교적 안전하게 사용될 수 있다는 연구들이 보고되었다. 그러나, 임신 중에는 임신 초기부터 인슐린 저항성을 극복하기에 경구 혈당강하제만으로는 부족한 경우가 있고, 제1형 당뇨병에는 일반적으로 경구 혈당강하제의 사용이 부적합하며, 아직까지 장기적인 안전성이 입증되지 않아 임신 중에는 인슐린 사용이 더 권고된다. 미국산부인과학회(2018)[266]에서는 인슐린을 1차 약제로 사용할 수 없을 것으로 판단되거나 거부하는 경우 당뇨병 임신과 임신성 당뇨병에서 모두 2차 약제로 메트포르민을 고려해 볼 수 있다고 권고하며, 미국 당뇨병학회(2018)에서도 임신 중 경구 혈당강하제를 사용할 경우 이런 안전성 데이터를 바탕으로 글리부라이드보다 메트포르민을 우선 권고한다. 반면, 미국 모체태아의학회(2018)에서는 임신 중 혈당조절을 위한 인슐린과 메트포르민이 모두 1차 약제로 사용 가능하다고 제시한다.[267]

265 Brown J, Grzeskowiak L, Williamson K, et al. Insulin for the treatment of women with gestational diabetes. Cochrane Database Syst Rev. 2017;11(11):CD012037.
266 Gestational diabetes mellitus. ACOG Practice Bulletin No. 190. American College of Obstetricians and Gynecologists. Obstet Gynecol. 2018;131:e4964.
267 Barbour LA, Scifres C, Valent AM, et al. A cautionary response to SMFM statement: pharmacological treatment of gestational diabetes. Am J Obstet Gynecol. 2018;219(4):367.e1-7.

2) 임신 중 고혈압 질환

(1) 국내·외 문헌 고찰

임신 중 합병된 고혈압 질환은 전체 임신 중 약 5-10%의 임신부에서 발생하며, 모성사망 및 이환의 두 번째로 흔한 주요 질환으로, 일반적으로 아래와 같이 4개로 분류 및 정의한다.

- **만성고혈압(chronic hypertension)**: 임신 이전에 이미 수축기 혈압 140 mmHg 이상 혹은 이완기 혈압 90 mmHg 이상의 고혈압으로 진단된 경우, 또는 임신 20주 이전에 고혈압이 진단된 경우 및 출산 후 3개월까지 혈압이 정상화되지 않는 경우
- **임신성 고혈압(gestational hypertension)**: 임신 20주 이후 고혈압이 진단된 경우로 단백뇨는 없는 상태로 출산 후 3개월 이내 혈압이 정상화되는 군
- **전자간증-자간증 (preeclampsia-eclampsia)**: 전자간증은 임신 20주 이후에 진단된 고혈압이 있으면서 의미 있는 단백뇨가 있거나 신기능의 악화, 간 기능 저하, 혈소판 감소증, 두통, 시야장애 또는 폐부종과 같은 전자간증의 증상이나 징후를 1가지 이상 수반하는 경우이며, 자간증은 전자간증이 있던 임산부에서 달리 설명할 수 없는 발작(seizure)이 발생하는 경우
- **가중 합병 전자간증(superimposed preeclampsia on chronic hypertension)**: 만성고혈압이 진단된 임산부에서 의미 있는 단백뇨가 발견, 고혈압이나 단백뇨가 악화하는 소견, 또는 전자간증의 증상이나 징후가 동반되는 경우 의심할 수 있음

임신 중 고혈압 질환에서 약 70%는 임신 후반기에 주로 발생하는 임신으로 인한 고혈압성 질환이며, 약 30%는 임신 전부터 혹은 임신 전반기에 발생하는 만성고혈압이다.[268] National High Blood Pressure Education Program Working Group (NHBPEP working group, 2000) 및 미국 산부인과학회(ACOG, 2013)에서 임신 중 고혈압 질환의 진단과 관리에 대한 지침을 제시하고 있다.

임신 중 적절한 혈압을 유지하기 위한 항고혈압 치료약제가 사용되어야 하며, 모체 뇌출혈의 위험요인이 되는 급성기 고혈압을 조절하기 위한 방법으로 이전까지 정맥주사를 통한 하이드랄라진(hydralazine)과 라베탈롤(labetalol)이 1차 약제로 권고되어 왔으나, 2017년 미국 산부인과학회에서는 여기에 더해 경구 니페디핀(nifedipine)을

268 Razzaghi H, Tinker SC, Crider K. Blood mercury concentrations in pregnant and nonpregnant women in the United States: National Health and Nutrition Examination Survey 1999-2006. Am J Obstet Gynecol. 2014; 210:357.e1357.e9.

정맥주사 투약이 불가능한 경우에 1차 치료제로 사용할 수 있도록 하고 있다.[269]

2000년대 후반 이후 주요 산부인과 단체들에서 임신 중 고혈압성 질환의 고위험군에서 전자간증 예방을 위한 아스피린 복용에 대한 권고사항을 제시하고 있다. 영국 국립보건임상연구원(National institute for health and care excellence, NICE) 가이드라인은 전자간증의 위험이 높은 여성(과거 임신 시 고혈압성 질환 과거력, 만성고혈압, 신장질환, 당뇨병 또는 자가면역질환 중 하나가 있는 경우)의 경우 임신 12주에 저용량 아스피린 복용을 시작하여 출산 때까지 계속 복용할 것을 권장한다.[270] 2013년 미국산부인과학회에서도 전자간증 위험이 높은 여성(임신 34주 미만의 조산을 동반한 조기 발병 전자간증을 경험했거나 이전에 전자간증을 한 번 이상 경험한 적이 있는 여성의 경우)은 임신 제1 삼분기 후반에 저용량 아스피린 복용을 시작하고 출산 시까지 매일 계속 복용할 것을 권장했다.[271] 이후 2014년 미국 질병예방특별위원회(US preventive services task force, USPSTF)는 저용량 아스피린 사용에 대한 적응증을 더 광범위하게 제시하였다. 여기에는 이전 임신 전자간증 과거력, 제1형 또는 제2형 당뇨병, 만성고혈압, 다태 임신, 자가면역질환 및 신장질환이 있는 여성이 포함되며 임신 12주에서 28주 사이에 저용량 아스피린 81 mg/일의 투약을 시작하여 출산 시까지 복용할 것을 권고하였다.[272,273]

(2) 고혈압 질환이 임신 결과에 미치는 영향

가. 모체에 미치는 영향

임신 중 고혈압 질환은 전 세계적으로 모성사망의 두 번째로 흔한 원인 질환이다. 특히 전자간증이 전신적인 경련을 동반하는 경우인 자간증의 발생은 신체 내의

269 Committee on Obstetric Practice. Committee Opinion No. 692: emergent therapy for acute-onset, severe hypertension during pregnancy and the postpartum period. Obstetrics and gynecology. 2017;129(4):e90-5.

270 National Collaborating Centre for Women's and Children's Health (UK). Hypertension in pregnancy: the management of hypertensive disorders during pregnancy. London: RCOG Press; 2010.

271 Hypertension in pregnancy. Report of the American College of Obstetricians and Gynecologists' Task Force on hypertension in pregnancy. Obstet Gynecol. 2013;122:1122-31.

272 LeFevre, Michael US Preventive Services Task Force. Low-dose aspirin use for the prevention of morbidity and mortality from preeclampsia: US Preventive Services Task Force recommendation statement. Annals of internal medicine. 2014;161.11:819-26.

273 Henderson JT, Vesco KK, Senger CA, et al. Aspirin use to prevent preeclampsia and related morbidity and mortality: updated evidence report and systematic review for the US Preventive Services Task Force. JAMA. 2021;326:1192-206.

거의 모든 장기에 다발성 기능장애가 동반되는 것으로 알려져 있으며, 그로 인한 산모와 태아에 미치는 영향이 매우 큰데, 자간증이 있는 경우 주요 합병증으로 태반조기박리(10%), 신경학적 손상(7%), 흡인성 폐렴(7%), 폐부종(5%), 심폐정지(4%), 급성신부전(4%), 뇌출혈 등으로 인한 산모 사망(1%)이 있었다.[274]

나. 태아/신생아에 미치는 영향

임신 중 잘 조절되지 않은 고혈압은 분만 전후 이환율이 증가하여 자궁 내 성장제한, 조산, 미숙아 및 미숙아치료 관련 합병증이 증가한다. 전 세계적으로 임신부의 연령이 높아지면서 임신 전부터 비만, 당뇨, 고혈압 같은 만성질환을 앓고 있는 여성이 늘어나게 되어 임신 중 고혈압 질환의 발병과 기왕에 만성고혈압을 앓고 있는 임신부의 비율도 증가하고 있다. 만성고혈압과 만성고혈압의 악화 시 발생하는 가중 합병 전자간증은 모체 쪽에 뇌혈관 출혈이나 심혈관계 이상, 폐부종, 신장 및 간과 같은 주요 장기에 합병증을 일으키거나 태아와 신생아 쪽에도 자궁 내 성장 제한, 미숙아 및 미숙아 관련 합병증 등이 증가한다.[275]

(3) 고혈압 질환을 위한 적정 약물 사용

¤ 항고혈압제

약물치료는 고혈압 위기와 같이 급성으로 혈압을 낮춰야 하는 급성고혈압의 경우와 만성고혈압과 같이 장기간 혈압을 안정적으로 유지해야 하는 경우로 크게 구분된다. 급성고혈압에서는 대개 입원 치료 중에 사용되며 라베탈롤, 하이드랄라진, 니페디핀이 1차 약제로 사용된다. 외래에서 주로 사용되는 경구용 항고혈압제로는 니페디핀, 메틸도파(methyldopa), 라베탈롤 등이 많이 사용된다. 이외에 thiazide와 같은 이뇨제가 만성고혈압 환자에서 임신 전부터 치료 약물이었던 경우 신장 기능을 고려하여 2차 항고혈압제로 투약될 수 있다. 단, 강력한 이뇨제 사용은 정상 임

274 Mattar, Farid, Baha M. Sibai. EclampsiaVIII. Risk factors for maternal morbidity. American journal of obstetrics and gynecology 2000;182.2:307-12.
275 김연희, 신종철. Management of chronic hypertension in pregnancy. Journal of the Korean medical association. 2015;58.10:897-904.

신에 비해 이미 감소하여 있는 혈관 내 용적을 더욱 감소시켜 태반 혈류를 방해하므로 혈압을 조절할 목적으로 이뇨제를 사용해서는 안 된다. 분만 전 이뇨제의 사용은 폐부종이 강력히 의심되거나 진단된 경우로 제한하여 사용한다.

- 급성고혈압에 주로 사용되는 하이드랄라진은 직접적으로 혈관을 이완시키며, 충분한 효과가 보일 때까지 15-20분 간격으로 5-10 mg씩 투여하며 초기 용량은 5 mg이 안전하다. 라베탈롤은 알파1, 비선택적 베타-차단제(1 - , nonselective -blocker)로 초기 부하량으로 20 mg 정주한 다음 10분 이내에 평가하여 효과가 없으면 40 mg, 80 mg을 10분마다 줄 수 있지만 총량이 220 mg을 넘지 않도록 권고하고 있다.

- 경구용 약제로 메틸도파는 태아나 신생아에 특별히 합병증을 야기시키지 않으므로 임신 중 안전하게 사용할 수 있는 약물이지만, 임신부에게 기면이나 우울감 등의 부작용을 나타낸다. 이들 항고혈압제의 효과에 큰 차이가 없으므로 의료진의 개인적 경험과 환자의 상태, 약물의 부작용을 고려하여 투약을 결정하도록 한다. 현재 국내에서는 유통되지 않는다.

- 임신성 고혈압이나 전자간증 환자에서 중증 고혈압인 수축기 혈압이 160 mmHg, 혹은 이완기 혈압이 110 mmHg 이상인 경우에 치료를 시작하지만, 만성고혈압 임신부는 이완기 혈압이 105 mmHg 이상인 경우에 약물치료를 시작할 수 있으며, 치료 목표치는 수축기 혈압 120-160 mmHg, 이완기 혈압을 80-105 mmHg로 권고된다.[276]

276 American College of Obstetricians and Gynecologists, Task Force on Hypertension in Pregnancy. Hypertension in pregnancy: report of the American College of Obstetricians and Gynecologists' Task Force on hypertension in pregnancy. Obstet Gynecol. 2013;122:11221131.

표 18 급성의 중증 고혈압 시 항고혈압제의 사용[277]

Drug	Dose	Note
Labetalol	Start with 10-20 mg IV; followed by 20-80 mg IV every 20-30 min, or 1-2 mg/min, max 300 mg	First line therapy Contraindication: asthma or heart failure Side effect: fetal arrhythmias
Hydralazine	Start with 5 mg IV; followed by 5-10 mg every 20-40 min, or 0.5-10 mg/hr IV	Side effect: maternal hypotension, headache, abnormal fetal heart rates
Nifedipine (calcium channel blocker)	5-10 mg capsule to be swallowed every 30 min, then 10-20 mg every 2-6 hr	Side effect: tachycardia or headache

표 19 만성고혈압 시 경구용 항고혈압제의 사용

Drug	Dose	Note
Methyldopa (α-blocker)	250-2,000 mg/day po, 2-3 divided doses/day	Well documented safety profile up to 7.5 years of exposed infants Side effects of sedation and impaired sleep pattern
Labetalol	200-2,400 mg/day po, 2-3 divided doses/day	Possibility of bronchoconstriction Contraindicated in asthma, cardiac disease
Nifedipine	30-120 mg/day po, slow release preparation	Ensure that the correct form has been prescribed so that the slow release preparation is not confused with the capsules; Do not use of sublingual

¤ 마그네슘 황산염(magnesium sulfate)

전자간증은 그 동반된 소견에 따라 비중증(non-severe)과 중증(severe) 전자간증으로 나뉘며, 중증 전자간증 및 자간증에서는 경련의 발생과 재발을 예방하기 위해 마그네슘 황산염을 지속적인 정주나 주기적인 근주로 사용할 수 있다. 경련을 예방

277 김연희, 신종철. Management of chronic hypertension in pregnancy. Journal of the Korean medical association. 2015;58.10:897-904.

하기 위한 약물로 디아제팜(diazepam), 페니토인(phenytoin) 등이 사용될 수 있으나, Cochrane 체계적 고찰에 따르면 마그네슘 황산염이 다른 약제들에 비해 전자간증에서 경련 발생 예방의 효과가 가장 좋은 것으로 보고되었다.[278] 투약의 중단은 분만 후 24시간까지 유지 후 중단하며, 국내에서는 주로 정맥주사로 초기 부하량을 정주한 후 유지량을 계속 정주하는 방법을 사용한다. 마그네슘 황산염의 투여 중 주기적인 마그네슘 농도 측정은 권장되지 않으나, 마그네슘 혈중농도가 지나치게 높아지게 되면, 호흡 저하가 발생할 수 있어, 특히 신기능이 저하된 경우 주의한다.[279]

¤ **항혈소판제**(저용량 아스피린)

임신 중 고혈압성 질환의 고위험군에서 전자간증 예방을 위해 임신 12주에서 28주 사이에 저용량 아스피린 81 mg/일을 투약하기 시작하여(이상적으로는 임신 16주 이전에) 출산 시까지 복용이 권고된다. 고위험군의 정의는 기관마다 다르나 적응증을 가장 광범위하게 적용한 USPSTF (2021)는 이전 임신 전자간증 과거력, 제1형 또는 제2형 당뇨병, 만성고혈압, 다태 임신, 자가면역질환 및 신장질환이 있는 여성이 포함된다.

(4) 고혈압 질환 치료 시 피해야 할 약물과 대체 약물

¤ **안지오텐신 전환효소**(angiotensin converting enzyme) **억제제**

항고혈압제 중 비임신 시 흔하게 사용되는 안지오텐신 전환효소 억제제는 임신 제2, 3 삼분기에 양수과소증, 태아 성장 제한, 골격기형, 사지구축, 동맥관 개존, 폐형성 부전, 호흡곤란 증후군, 신생아 저혈압, 신생아 사망 등의 부작용이 있기 때문에 사용이 금지된다. 임신 초기 사용되었을 때는 빨리 중단해야 한다.

¤ **그 외 항고혈압제**: verapamil, nitroglycerin, nitroprusside, nicardipine, nimodipine 등

278 Duley L, Henderson-Smart DJ, Walker GJ, et al. Magnesium sulphate versus diazepam for eclampsia. Cochrane Database Syst Rev. 2010;2010(12):CD000127.
279 Gestational Hypertension and Preeclampsia: ACOG Practice Bulletin, Number 222. Obstet Gynecol. 2020;135(6):e237-60.

다른 약제들은 아직 널리 쓰이고 있지 않으며, 1차 치료 약제 등에 효과가 없는 중증 고혈압인 경우에 사용하기도 한다.

3) 임신성 오조(hyperemesis gravidarum)

(1) 국내·외 문헌 고찰

입덧(morning sickness)은 임신 초기에 매우 흔한 구역과 구토 증상으로 임신 6주 경부터 임신 16주까지 임신부의 약 75-80% 정도에서 경험하며, 심한 경우 임신과다구토(hyperemesis gravidarum)가 나타날 수 있다. 임신과다구토의 경우 입원 치료를 해야 하며 체중 감소, 탈수, 대사 이상뿐 아니라 중증 합병증을 동반하기도 하여 적극적인 치료가 권고된다.[280]

¤ pyridoxine (vitamin b6) + doxylamine

입덧의 치료제로, 1차로 권고되는 약제는 pyridoxine (vitamin b6) + doxylamine이다. 2013년 pyridoxine 10 mg과 doxylamine 10 mg의 혼합제제인 diclegis®(제약회사 Duchesnay, Canada)가 미국 FDA 등급 A로 유일하게 인정받아 상용화되고 있다. (미국 식품의약품안전처에서는 기존은 FDA category letters[A, B, C, D, X]의 여러 문제점을 인정하여 2015년 6월 이후 승인되는 신약에 대해서는 더 이상 적용하지 않고, 새로운 Pregnancy and lactation labeling rule [PLLR]을 적용하도록 하였다.[281]) 같은 제제인 bendectin이 미국의 Merrel Dow사에서 1950년대 처음 개발하여 임신부의 입덧 치료를 위해 오랜 기간 시판되었으나, 1983년 제약회사 자체적으로 중단하였다. 이후 Diclegis®가 미국의 FDA에서 승인받기까지는, 이 약물의 안전성과 치료 효과에 대한 수많은 연구가 있었다. 안전성 관련하여서는 수많은 메타분석이 있었고 결과는 모두 기형 발생의 증가를 증명하지 못하였다. 특히 이 약물이 미국의 시장에서 퇴출 당한 후 미국 내에서 주

280 Nausea and vomiting of pregnancy. ACOG Practice Bulletin No. 189. American College of Obstetricians and Gynecologists. Obstet Gynecol. 2018;131:e1530.

281 U.S. Food and Drug Administration[Internet]. Pregnancy and Lactation Labeling (Drugs) Final Rule. Available from: https://www.fda.gov/drugs/labeling-information-drug-products/pregnancy-and-lactation-labeling-drugs-final-rule

요 기형 발생률과 사지손상(limb reduction deformity) 발생률에 변화가 없었음은, 이 약물의 안전성에 대한 더욱 중요한 증거가 되고 있다. 또한, 장기적 영향으로 신경발달(neurodevelopment)에 관한 연구에서도 부정적 영향을 나타내지 않은 것으로 나타났다. 이 연구 결과들은 FDA에서 이 복합제를 재승인하면서 임신부 사용 시 가장 안전한 등급인 카테고리 A로 분류하게 하였다. 치료 효과에 대하여서도 많은 무작위 대조군 연구들에서 70% 이상의 효과가 있음이 증명되었다. FDA가 임신부의 오심과 구토 치료제로 Diclegis®를 재승인함으로써 불가피하게 입덧을 위한 치료 약물의 선택에도 변화가 예상된다. 실제로 미국 내에서 임신부 입덧을 위해 사용된 약물량의 경향에 관한 그래프(그림 12)를 보면 Diclegis®의 사용이 2013년부터 증가하기 시작했고, 기존에 사용되고 있던 온단세트론(ondansetron), 프로메싸진(promethazine), 메토클로프라마이드(metoclopramide)가 상대적으로 줄어들고 있음을 알 수 있다.[282]

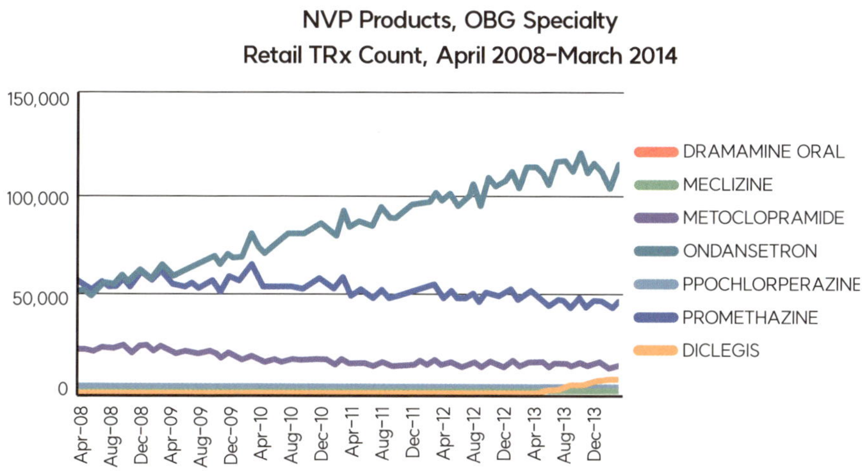

그림 12 미국에서 임신부의 오심과 구토를 위해 사용된 약물 처방 경향

국내에서도 이 제제(상품명: Diclectin®)를 처방할 수 있다(2024년 6월부터 요양급여로 처방 인정). 이 외에 일반적으로 흔하게 사용하는 항구토제로는 메토클로프라마

282 Koren G. Treating morning sickness in the United States-changes in prescribing are needed. Am J Obstet Gynecol. 2014;211(6):602-6.

이드, 온단세트론과 프로메싸진이 있으나, 관련된 무작위 임상시험 연구들이 제한적이고, 현재까지는 그중 더 우월하다고 보고된 것이 없다. 온단세트론은 임신 중 사용에 대한 허가는 없으나, 미 FDA 카테고리 B로 되어 있고, 항구토 효과 면에서 doxylamine + pyridoxine의 복합제보다 약간 우월하였다는 임상 연구가 있고, 심한 임신과다구토에 대한 치료제로 사용이 증가하고 있다. 현재까지 온단세트론과 선천성 기형과 관련한 전반적인 연관성은 밝혀진 바는 없으나, 선천성 심장 기형 위험도가 약간 증가할 수 있다는 보고 및 구개열을 2배 이상 증가시키며 임신부의 QT prolongation과 같은 심장이상과 자율신경 이상 등의 세로토닌 증후군을 유발하는 것으로 보고하고 있어 임신부에게 사용 시 특히 주의가 요구되며, 추가적인 연구가 필요하다.

미국 산부인과학회에서는 이러한 치료 제제를 비롯한 입덧의 관리와 치료에 대해 제공하고 있으며(그림 13),[283] 북미의 기형유발 정보 제공을 위한 전문가 단체 MotherToBaby에서는 2022년 입덧 완화에 도움이 되는 식이요법에 대해 아래와 같이 권고하였다.[284]

입덧 완화에 도움이 되는 식이 방법
•한두 시간마다 소량씩 자주 섭취 •식사와 스낵에 단백질 추가 •차고 맑고, 신 음료(하루 2리터), 이온 음료 등 섭취 •고형식과 액체는 분리하여 섭취: 음식을 먹은 후 마시기 전까지 20-30분 기다릴 것 •위에 부담이 되지 않는 부드러운 음식을 섭취(바나나, 쌀, 토스트 등)

283 Nausea and vomiting of pregnancy. ACOG Practice Bulletin No. 189. American College of Obstetricians and Gynecologists. Obstet Gynecol. 2018;131:e1530.
284 Mother To Baby | Fact Sheets [Internet]. Brentwood (TN): Organization of Teratology Information Specialists (OTIS); 1994-. Nausea and Vomiting in Pregnancy (NVP). [cited 2022 Feb]. Available from: https://www.ncbi.nlm.nih.gov/books/NBK582541/

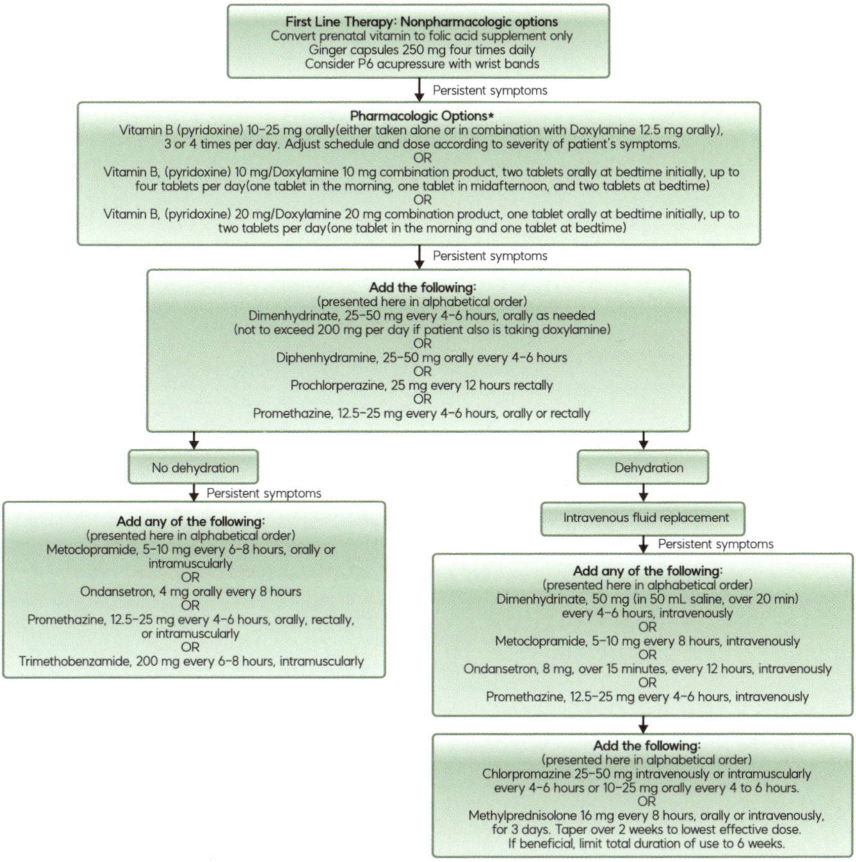

그림 13 임신부의 입덧 관리

국내에서는 대한모체태아의학회에서 위와 같은 근거를 들어 '우리나라 임신부의 입덧을 위한 1st line 약물치료'에 대한 권고사항을 제시하였으며, 보건복지부와 한국마더세이프전문상담센터에서 발간한 "마더세이프와 함께하는 안전한 임신 필수지식 10가지(한정열 외, 2014)"와 "임신 시기별 다빈도 궁금증 및 필수지식(한정열 외, 2019)"에 입덧과 관련한 치료약물에 대한 권고사항이 제시되어 있다.[285]

285 임산부약물정보센터 마더세이프[인터넷]. Available from: http://mothersafe.co.kr/39

(2) 임신성 오조가 임신 결과에 미치는 영향

가. 모체에 미치는 영향

중증의 임신과다구토가 지속될 경우 모체의 급성신장손상, 우울, 횡격막 파열, 식도 파열, 저칼륨혈증, 티아민 결핍, 기흉, Werniche 혼수 등을 유발할 수 있다. 최근에는 임신 과다구토와 높은 우울감 및 불안감과의 유의미한 연관성도 확인되었다.

나. 태아/신생아에 미치는 영향

저체중, 조기 진통, 태반조기박리, 전자간증과의 연관성도 보고되기도 한다.[286]

(3) 각 질병을 위한 적정 약물 사용

표 20 임신 오조증을 치료하기 위한 약물들 및 사용법

약제	사용 용량	투여 경로
pyridoxine (vitamin b6)+ doxylamine (diclectin®)	잠들기 전: 하루 총 4알까지	경구
metoclopramide (멕페란®, 가스트로메토주®, 멕쿨주®)	5-15 mg (매 6시간마다)	경구, 정맥주사, 근주, 직장
ondansetron	8 mg (매 8시간마다)	정맥주사, 경구
promethazine (의약품안전나라 검색 안 됨)	12.5-25 mg (매 6시간마다)	경구, 정맥주사, 근주, 직장
prochlorperazine (의약품안전나라 검색 안 됨)	5-10 mg (직장 내 삽입 시 25 mg)	경구, 정맥주사, 근주, 직장

286 Nausea and vomiting of pregnancy. ACOG Practice Bulletin No. 189. American College of Obstetricians and Gynecologists. Obstet Gynecol. 2018;131:e1530.

¤ pyridoxine (vitamin B6) + doxylamine, diclectin®

식이요법과 함께 1차 약제로 처방을 받아 복용이 가능하다. 일반적 용량은 잠들기 전 경구로 두 알을 복용하고, 불충분할 경우 아침과 오후에 추가로 한 알씩, 하루 총 4알까지 복용할 수 있다. 최대 용량 하루 12정까지도 태아 위험이나 부작용 없이 사용할 수 있음이 보고되었다.[287]

¤ dopamine antagonists (metoclopramide, promethazine, prochlorperazine, or chlorpromazine)

경구, 정맥주사, 근육주사, 직장 내 삽입으로 투여가 가능하고, 제제별 차이는 거의 없으나, 구강건조 및 어지러움이 metoclopramide가 조금 낮게 나타난다. 가능한 부작용으로는 구강건조, 졸림, 운동이상, 과다 진정 등이 있을 수 있고, phenothiazine은 한 연구에서 선천성 기형 위험의 소지가 보고되었으나, 대부분의 연구에서는 안전한 것으로 보고되었고, metoclopramide는 선천성 기형의 위험을 증가시키지 않는 것으로 알려져 있다.

¤ 온단세트론(ondansetron)

세로토닌 수용체 길항제로 미국 FDA 카테고리 B로 되어 있고 아직 임신 중 사용에 대한 허가는 없으나 실제 임신과다구토에 대한 1차 약제에 효과가 없거나 탈수 소견이 보이는 경우에 사용해 볼 수 있다. 모체에서 QT prolongation과 같은 심장이상과 자율신경 이상 등의 세로토닌 증후군을 유발할 가능성이 있어 ondansetron의 복용 시 주의가 필요하며 동시 복용을 피해야 하는 약제가 다음과 같다.

---

287 Ebrahimi N1, Maltepe C, Einarson A. Optimal management of nausea and vomiting of pregnancy. Int J Womens Health. 2010;2:241-8.

표 21 온단세트론과 병용 피해야 하는 약물들

- antihistamines (hydroxyzine)
- analgesics and sedatives (methadone, oxycodone, and chloral hydrate)
- diuretics
- anticholinergics
- antiarrhythmics (amiodarone, sotalol, quinidine, procainamide, and flecainide)
- antipsychotics (thioridazine, haloperidol, chlorpromazine, and clozapine)
- tricyclic and tetracyclic antidepressant (amitriptyline, imipramine, and clomipramine)
- macrolide antibiotics (erythromycin and azithromycin)
- trazodone
- fluoxetine
- antimalarials (chloroquine, mefloquine, and quinine)
- metronidazole
- human immunodeficiency virus (hiv) protease inhibitors

(4) 임성성 오조 치료 시 피해야 할 약물과 대체 약물

¤ 스테로이드 제제

현재까지 효과와 부작용에 대한 근거가 부족하여 가급적 권장되지 않으나 아주 심한 경우에 시도되기도 한다.

4) 호흡기질환: 감기, 인플루엔자, 호흡기 감염 등

(1) 국내·외 문헌 고찰

임신 중에 임신부의 면역력이 떨어지면서 rhinovirus, adenovirus, influenza virus 등 주로 호흡기 바이러스 감염에 의해서 감기(common cold)가 발생하며 임신 시기에 상관없이 매우 흔하다. 감기는 상부 기도에 생기는 복합 증상으로 급성비염, 감염성 비염, 코감기 등이 급성으로 발병하며 증상으로는 코의 충혈과 콧물, 인후통, 기침, 후두염, 발열과 두통, 오한, 근육통, 오심, 구토, 복통, 설사 등이 동반될 수 있다. 합병증으로 중이염, 축농증 그리고 기관지염이 합병되기 쉽다.

(2) 호흡기질환이 임신 결과에 미치는 영향

인플루엔자(influenza) 유행 기간 시 임신부는 감염에 특히 취약해지는데 이전의 인플루엔자 대유행 시점을 바탕으로 이뤄진 연구 보고에 따르면 인플루엔자에 걸린 임신부에서 자연유산, 사산, 조산 및 임신부의 폐렴과 같은 질환 악화로 인한 중환자실 입원, 사망이 비임산부보다 더 증가하였다.[288] 이에 따라 미국 질병통제센터(CDC) 및 국내 질병관리청에서는 임신 및 산욕기의 여성을 대상으로 유행 절기인 10월에서 다음 해 5월 사이에 인플루엔자 예방접종을 권고하고 있다.[289]

태아의 기형 위험을 높일 가능성이 있다. 환자-대조군 연구에서 임신 초기 인플루엔자 감염된 경우 태아에게서 구순열 구개열을 동반하거나 또는 하지 않은, 심장 기형 및 신경관 결손과 같은 태아 기형의 발생이 소폭이나 유의미하게 증가(adj. OR 1.4, 95% CI 1.3, 1.6)한 결과를 보였다.[290] 감기 및 호흡기감염 시 동반하는 고열을 위험 요인으로 고려할 수 있는데, 임신 초기 섭씨 38도 이상의 고열에 의한 노출과 다양한 태아 기형과의 관련성이 잘 입증되어 있다. 일반적으로 중추신경계가 가장 흔하게 손상되는 기관으로 이 중 신경관 결손이 가장 흔하게 관련되어 있다.[291]

(3) 호흡기질환을 위한 적정 약물 사용

가. 해열진통제

¤ **아세트아미노펜**(paracetamol, acetaminophen, tylenol)

임신 중 아세트아미노펜 사용은 대부분의 연구에서 부작용을 증가시키지 않았다. 일부 연구에서는 임신 중 아세트아미노펜 사용과 잠복 고환(cryptorchidism), 소아천식, 자녀의 신경 발달 문제 사이의 연관성이 보고되기도 하였다. 임신 초기 다

288 Silasi M, Cardenas I, Kwon JY, et al. Viral infections during pregnancy. American journal of reproductive immunology. 2015;73.3:199-213.
289 예방접종 도우미[인터넷]. Available from: https://nip.kdca.go.kr/m_nip/introduce/introduce_influ.jsp
290 Acs NBF, Puho E, Czeizel AE. Maternal influenza during pregnancy and risk of congenital abnormalities in offspring. Birth Defects Res A Clin Mol Teratol. 2005;73:989996.
291 한정열 외. 모태독성학. 제2판. 군자출판사; 2016. p. 610.

른 약물과 함께 사용하는 경우 기형아 발생 보고가 있으나 아세트아미노펜 단일 제제 사용 시에는 기형아 발생 및 신경관 결손 발생과 연관성은 떨어지는 것으로 알려져 있다.[292,293] 임신 1기 및 2기에 아세트아미노펜을 사용한 경우 잠복고환 위험도가 발생할 수 있으며(HR 1.33, 95% CI 1.00-1.77),[294] 또 다른 연구에서는 임신 1기가 아닌 2기에 사용하는 경우 잠복고환의 위험도가 증가한다고 보고하였다(OR 2.78, 95% CI 1.13-6.84).[295] 임신 중 아세트아미노펜의 사용에 대해서는 많은 연구들이 진행 중이나 선행된 연구 결과들이 상반된 결과를 보여, 천식과 임신 중 아세트아미노펜 사용의 관련성에 대한 논의는 아직 이른 것으로 판단된다.[296] 임신 주기 중 기간에 상관없이 6주에서 20주 이상 아세트아미노펜을 사용하는 경우 주의력결핍·과잉행동 장애(ADHD)의 위험도는 8일 미만 사용하는 경우 위험도는 증가하지 않으나(HR 0.90, 95% CI 0.81-1.00), 29일 이상 사용하는 경우 2.2배 높았으며(HR 2.20, 95% CI 1.50-3.24), 발열 및 감염 증상이 있어 아세트아미노펜을 22-28일 사용한 경우 6배(HR 6.15, 95% CI 1.71-22.05) 높아진다고 보고된 연구도 있다.[297]

¤ 비스테로이드성 소염진통제(nonsteroidal anti-inflammatory Drugs, NSAIDs)

비스테로이드성 소염진통제는 연구 결과마다 차이가 있으나 자연유산, 태아 기형과 관련성이 있으며, 약제마다 다르나, 임신 후반기에 사용 시 동맥관의 조기 폐쇄에 영향을 미칠 수 있어 사용이 금지된다.[298]

임신 12주 이내 복용한 경우 유산의 위험을 증가시키는 것으로 알려져 있다.[299,300] 임신 초기이거나 1주일 이상 NSAIDs 복용한 경우 유산의 위험은 더욱 증

292 Aselton P, Jick H, Hilunsky A, et al. First-trimester drug use and congenital disorders. Obstet Gynecol. 1985;65:451-5
293 Shaw GM, Todoroff K, Velie EM, et al. Maternal illness, including fever, and medication use as risk factors for neural tube defects. Teratology. 1998;57:1-7.
294 Jensen MS, Rebordosa C, Thulstrup AM, et al. Maternal use of acetaminophen, ibuprofen, and acetylsalicylic acid during pregnancy and risk of cryptorchidism. Epidemiology. 2010;21:779-85.
295 Kristensen DM, Hass U, Lesne L, et al. Intrauterine exposure to mild analgesics is a risk factor for development of male reproductive disorders in human and rat. Hum Reprod. 2011;26(1):235-44.
296 Reprotox[Internet]. Availabe from: https://reprotox.org/member/agents/17125
297 Ystrom E, Gustavson K, Brandlistuen RE, et al. Prenatal exposure to acetaminophen and risk of ADHD. Pediatrics. 2017;140(5):e20163840.
298 Reprotox[Internet]. Availabe from: https://reprotox.org/member/agents/17800
299 Nielsen GL, Sorensen HT, Larsen H, et al. Risk of adverse birth outcome and miscarriage in pregnant users of non-steroidal anti-inflammatory drugs; population based observational study and case-control study. BMJ. 2001;322:266-70.
300 Nielsen GL, Skriver MV, Pedersen L, et al. Danish group reanalyses miscarriage in NSAID users. BMJ. 2004;328:109.

가한다.[301] 임신 초기 NSAIDs 복용과 배벽갈림증(gastroschisis), 선천성 심장기형의 관련성에 관한 선행 연구들은 상반된 연구 결과들이 보고되고 있다. NSAIDs는 임신 후반기에 사용 시 동맥관 조기 폐쇄를 일으켜 폐고혈압을 일으킬 수 있다는 문제점이 있다.[302] 이러한 영향은 일회성 NSAID의 투여로도 보고된 적이 있다. 이에 따라 임신 제3 삼분기에는 NSAID 사용하지 말 것을 권고하고 있다. 또한 이부프로펜을 임신 20주 이후 진통 억제제로 사용하였던 경우 태아의 신기능 감소로 양수과소증이 발생하는 예가 증가하였으며,[303,304] 미국 FDA에서는 이러한 부작용에 대한 경고와 함께 사용을 경고하고 있다.[305]

나. 진해거담제

¤ 코데인(codein)

과거 심장 기형이 있는 141명의 영아와 신경관 결손이 있는 538명의 태아 및 영아에게서도 임신 제1 삼분기의 코데인 노출과의 관련성은 없었다고 보고된 바 있다.[306,307] 최근 60만 명을 대상으로 임신 초기 마약성 진통제에 노출된 후향적 분석 연구[308]에서는 위장관 기형(codeine: adjusted RR 1.53, 95% CI 1.12-2.09), 설소대단축증(codeine: adjusted RR 2.14, 95% CI 1.35-3.40)의 위험이 약간 증가한다고 보고된 바 있다. 이 논문에서는 위험도가 작기는 하지만 임신 초기에 마약성 진통제를 사용하는 경우 주의를 기울여야 한다고 언급하였다.

301 Li D-K, Liu L, Odouli R. Exposure to non-steroidal anti-inflammatory drugs during pregnancy and risk of miscarriage: population based cohort study. BMJ. 2003;327:368-70.
302 Lopes LM, Carrilho MC, Francisco RP, et al. Fetal ductus arteriosus constriction and closure: analysis of the causes and perinatal outcome related to 45 consecutive cases. J Matern Fetal Neonatal Med. 2016;29(4):638-45.
303 Kaplan BS, Restaino I, Raval DS, et al. Renal failure in the neonate associated with in utero exposure to non-steroidal anti-inflammatory agents. Pediatr Nephrol. 1994;8:700-4.
304 Hendricks SK, Smith JR, Moore DE, et al. Oligohydramnios associated with prostaglandin synthetase inhibitors in preterm labour. Br J Obstet Gynaecol. 1990;97:312-6.
305 FDA[Internet]. FDA recommends avoiding use of NSAIDs in pregnancy at 20 weeks or later because they can result in low amniotic fluid. [cited 2020 Oct]. Available from: https://www.fda.gov/media/142967/download
306 Shaw GM, Malcoe LH, Swan SH, et al. Congenital cardiac anomalies relative to selected maternal exposures and conditions during early pregnancy. Eur J Epidemiol. 1992;8:757-60.
307 Shaw GM, Todoroff K, Velie EM, et al. Maternal illness, including fever, and medication use as risk factors for neural tube defects. Teratology. 1998;57:1-7.
308 Bowie AC, Werler MM, Velez MP, et al. Prescribed opioid analgesics in early pregnancy and the risk of congenital anomalies: a population-based cohort study. CMAJ. 2022;194:e152-62.

¤ **레보드로프로피진**(levodropropizine)

동물 대상 연구에서는 선천성 기형의 위험은 증가하지 않는다고 보고되었으나, 인간 대상 연구 근거는 아직 부족하다.[309]

¤ **브롬헥신**(bromhexine), **암브록솔**(ambroxol)

브롬헥신의 대사물인 염산 암브록솔(ambroxol)은 폐 성숙 촉진을 위해 사용된 적이 있으나,[310] 그 효과에 대해서는 논란의 여지가 많다. 염산암브록솔을 쥐와 토끼에 고용량 투여 시 생기는 기형 유발과 생식계 독성 평가 결과에서 부정적 결과는 보고되지 않았다.[311]

¤ **아세틸시스테인**(acetylcysteine)

뮤코세린캅셀, 뮤시딘캅셀 등의 상품명이 있다. 동물 연구 및 제한된 연구지만 80명의 임신부를 대상으로 한 연구에서 태아의 기형은 발생하지 않았다.[312] 초기 노출된 임신부 297명의 자연유산율은 5.3%라고 보고되었다.[313]

¤ **덱스트로메토르판**(dextromethrophan)

임신 제1 삼분기에 노출된 300명에게 출생 후 선천성 기형과의 관련성은 없는 것으로 보고되었고,[314] 초기 노출된 233명의 임신부의 자연유산율은 5.6%라고 보고된 바 있다.[315]

다. 비충혈제거제

¤ **슈도에페드린**(pseudoephedrine)

교감신경 흥분을 일으키는 약제로 감기 치료 시 비충혈제로 흔히 사용되는 약

309 Reprotox[Internet]. Available from: https://reprotox.org/member/agents/25933
310 Kimya Y, Kuukkmurcu S, Ozan H, et al. Antenatal ambroxol usage in the prevention of infant respiratory distress syndrome. Beneficial and adverse effects. Clin Exp Obstet Gynecol. 1995;22:204-11.
311 Reprotox[Internet]. Available from: https://reprotox.org/member/agents/20075
312 한정열 외. 모태독성학. 제2판. 군자출판사; 2016. p. 231.
313 한정열 외. 모태독성학. 제2판. 군자출판사; 2016. p. 984.
314 Heinonen OP, Slone D, Shapiro S. Birth Defects and Drugs in Pregnancy. Publishing Sciences Group. 1977.
315 한정열 외. 모태독성학. 제2판. 군자출판사; 2016. p. 855.

제이다. 그러나 임신 중에는 사용하지 않을 것을 권고한다. 임신 초기 노출 연구인 Collaborative Perinatal Project의 39명의 임신부에게는 선천기형이 확인되지 않았고[316], 임신 제1 삼분기 슈도에페드린 약물 복용과 위벽파열증이 관련 있다는 보고가 있고,[317] 관련성이 없다는 보고들도 있지만,[318] 슈도에페드린은 혈관수축 작용과 위벽파열증, 편측안면소체증, 사지 축소 결합의 증가가 일부 연구에서 보고되어 임신 중에 사용하지 않을 것을 권고하고 있다.[319]

¤ 에페드린(ephedrine)

주로 주사약으로 사용하며, 기관지 천식, 비충혈, 급성기관지경련, 특발성 기립성 저혈압이 적응증이 되며, 인간 대상으로 한 연구에서 임신 시 에페드린 노출과 기형 증가와 관련이 없음을 보고하였다. 373건의 임신이 보고된 Collaborative Perinatal Project는 임신 초기의 에페드린 노출과 선천적 결함의 증가 사이의 연관성이 확인되지 않았다.[320] 임신 제1 삼분기 내내 에페드린을 복용한 경우 사지축소결함(limb reduction defects)이 있었다는 증례는 보고된 바 있다.[321]

라. 복합 감기약 성분

¤ 염화 암모니움(ammonium chloride)

코푸시럽이나 코푸시럽에스, 코푸정에스에 포함된 성분으로, 임신 초기 노출된 365명의 임신부를 대상으로 한 연구에서 선천성 기형의 증가를 발견할 수 없었다.[322] 임신 말기 임신부에게 산증을 유도한 연구에서 산모의 pH 감소가 태아의 산증, 자궁혈류 감소, 태아 산소포화도 감소와 연관이 있으나 일시적인 임신부 산증에 의한 신생아의 영향은 없는 것으로 보고하였다.[323]

316 Heinonen OP, Slone D, Shapiro S. Birth Defects and Drugs in Pregnancy. Publishing Sciences Group. 1977. pp. 345-56.
317 Werler MM, Mitchel AA, Shapiro S. First trimester maternal medication use in relation to gastroschisis. Teratology. 1992;45:361-5.
318 Yau W-P, Mitchell AA, Lin KJ, et al. Use of decongestants during pregnancy and the risk of birth defects. Am J Epidemiol. 2013;178(2):198-208.
319 Reprotox[Internet]. Available from: https://reprotox.org/member/agents/17607.
320 Heinonen OP, Slone D, Shapiro S. Birth Defects and Drugs in Pregnancy. Publishing Sciences Group. 1977. pp. 345-56.
321 Gilbert-Barness E, Drut RM. Association of sympathomimetic drugs with malformations. Vet Human Toxicol. 2000;42:168-71.
322 Heinonen OP, Slone D, Shapiro S. Birth Defects and Drugs in Pregnancy. Publishing Sciences Group. 1977. pp. 378-81.
323 Reprotox[Internet]. Available from: https://reprotox.org/member/agents/19606

마. 항바이러스제제: 인플루엔자(A and B)

임신부 또는 2주 이내에 분만한 사람이 인플루엔자 감염자와 접촉하였거나 인플루엔자 감염이 의심되는 경우, 예방접종 여부나 진단검사학적인 검사 결과의 여부에 관계없이도 인플루엔자에 대한 항바이러스 치료제의 투약이 권고된다. 항바이러스 치료제의 사용 시 질환의 지속 기간, 2차 합병증 및 입원 기간을 단축할 수 있다. 임신 중에는 주로 오셀타미비르(oseltamivir)와 자나미비르(zanamivir)를 사용하게 되며, 페라미비르(peramivir)는 아직 임신 중 사용에 대한 데이터가 부족하다. 권고되는 용법과 지속 기간은 다음과 같다(표 22).[324]

표 22 인플루엔자 치료 시 권고되는 항바이러스제제 용량 및 용법

Antiviral Agent	Activity	Action	Use	Dosage	Duration	Contraindications
oseltamivir	influenza A and B	NA inhibitor	treatment	75 mg BID	5 days	none
			prophylaxis	75 mg QD	7-10 days	
zanamivir	influenza A and B	NA inhibitor	treatment	10 mg BID inhaled	5 days	underlying respiratory disease
			prophylaxis	10 mg QD inhaled	10 days	
peramivir (rabivab)	influenza A and B	NA inhibitor	treatment	600 mg IV infusion over 15-30 min		category C, limited experience in pregnancy, use only if clearly needed

BID: twice a day, IV: intravenous, NA: neuraminidase, QD: a day.

¤ 오셀타미비르(oseltamivir)

타미플루로 불리며, 동물실험 연구 및 5,824명 대상의 등록연구에 따르면 임신 중 오셀타미비르 및 자나미비르의 치료가 임신 중 노출, 특히 임신 제1 삼분기에 노출되더라도 선천성 기형의 위험을 증가시키지 않았다(adj. OR 1.06, 95% CI 0.77, 1.48).[325]

---

324 Landon, Mark. Gabbe's Obstetrics: Normal and Problem Pregnancies. 8th ed. ClinicalKey; 2021. p. 1105.

325 Graner S, Svensson T, Beau AB, et al. Neuraminidase inhibitors during pregnancy and risk of adverse neonatal outcomes and congenital malformations: population based European register study. BMJ. 2017;356:j629.

5) 비뇨생식기 질환: 요로감염, 질염

(1) 요로감염

가. 국내·외 문헌 고찰

하부 요로인 요관(ureter), 방광, 요도(urethra) 및 상부 요로인 신장을 포함한 비뇨기계에 세균 감염이 발생하는 경우로 임신 중 약 10%의 유병률을 보이며, 무증상 세균뇨, 급성방광염 그리고 급성신우신염의 형태로 나타난다. 미국 산부인과학회에서는 모든 임신부에서 첫 산전 방문 시에 무증상 세균뇨에 대한 선별검사를 시행하도록 권하고 있는데,[326] 임신 중에는 무증상 세균뇨를 치료하지 않을 경우 25-30%에서 급성방광염이나 급성신우신염으로 진행하는 것으로 알려져서 치료를 시행한다.[327] 급성신우신염의 증상은 한쪽 또는 양쪽 요추부에 동통 또는 요통, 열과 오한이 특징적이며, 구역, 구토가 동반될 수 있다. 일반적으로 전신 증세가 호전될 때까지 입원 치료를 하게 된다.

나. 요로감염이 임신 결과에 미치는 영향

무증상 세균뇨를 치료하지 않을 경우 25-30%에서 급성방광염이나 급성신우신염으로 진행할 수 있으며, 치료 시 조산 및 저체중아의 위험도를 낮춘다는 보고가 있다.

다. 요로감염을 위한 적정 약물 사용

임신 중 요로감염의 치료를 위한 항생제 용법은 다음과 같다(표 23, 24).[328]

326 Kilpatrick, Sarah Jestin. Guidelines for perinatal care. American Academy of Pediatrics. 2017.
327 대한산부인과학회. 산과학. 제6판. 군자출판사; 2019.
328 Landon, Mark. Gabbe's Obstetrics: Normal and Problem Pregnancies. 8th ed. ClinicalKey; 2021.

표 23 무증상 세균뇨 또는 요로감염 치료 용법

Antibiotic	Dose	Duration
amoxicillin	500 mg orally q8h or 875 mg orally q12h	5-7 days
amoxicillin-clavulanate	500 mg orally q8h or 875 mg orally q12h	5-7 days
cefpodoxime	100 mg orally q12h	5-7 days
cephalexin	500 mg orally q6h	5-7 days
nitrofurantoin sustained release	100 mg orally q12h	5-7 days

표 24 임신 중 급성신우신염의 치료 용법

Antibiotic	Intravenous Dose	Comment
ceftriaxone	1 g q24h	common first-line agent
cefepime	1 g q12h	covers Pseudomonas
aztreonam	1 g q8h	useful option in women with ß-lactam allergy
ampicillin plus gentamicin	1-2 g q4-6h or 1.5 mg/kg q8h	other agents preferred to avoid aminoglycoside
piperacillin-tazobactam	3.375 g q6h	useful for severe infection

요로감염 치료를 위해 사용되는 항생제와 임신 중 사용 시 태아의 기형발생 평가에 대한 문헌 고찰 내용은 다음과 같다(표 25).[329,330]

표 25 요로감염 치료를 위한 항생제가 태아 기형에 미치는 영향

약물	기형발생
ampicillin	기형발생 증가와 관련될 것 같지 않음
gentamicin	· 기형 증가시킬 가능성은 낮음 · 태아의 ototoxicity와 nephrotoxicity에 관한 이론적 가능성은 있지만, 임상적으로 확인된 적 없음
amoxicillin	· 페니실린 계열 항생제로 암피실린과 매우 유사함 · 기형발생 증가와 관련될 것 같지 않음
cefalexin	· 1세대 세팔로스포린 계열의 베타-락탐 계열 항생제 · 동물실험/인간 대상 연구에서 근거하여 기형발생 증가와 관련되지 않음

329 Reprotox[Internet]. Available from: https://reprotox.org/member/agents/
330 한정열 외. 모태독성학. 제2판. 군자출판사; 2016. pp. 566-7.

ceftriaxone	· 3세대 세팔로스포린 계열의 베타-락탐 계열 항생제 · 동물실험/인간 대상 연구에서 근거하여 기형발생 증가와 관련되지 않음
cefepime	· 4세대 세팔로스포린 계열의 베타-락탐 계열 항생제 · 동물실험/인간 대상 연구에서 근거하여 기형발생 증가와 관련되지 않음
erythromycin	기형발생 위험률을 증가시킬 것 같지 않음
nitrofurantoin	· 쥐와 토끼 실험에서 부정적인 임신 결과를 일으키지 않았으나 인간에게 사용하는 용량의 50배 용량을 쥐에 주입 시 기형이 유발되었음 · 인간 대상 연구에서 심장 결손, 구개열의 기형이 보고되었으나 인과관계는 밝혀지지 않았으며, 임신 초기 메타분석에서 기형과의 연관성은 밝히지 못함 · 미국의 2009년 국가선천성기형예방연구(The national birth defects prevention study)에서 임신 직전/중 니트로푸란토인의 사용 시 무안검 또는 미세안검(노출된 사례 4건, OR 3.7, 95% CI 1.1-12.2), 저형성 좌심증(8건 노출, OR 4.2, 95% CI 1.9-9.1), 심방중격 결손(18건 노출, OR 1.9, 95% CI 1.1-3.4), 구개열을 동반한 구순열(21건 노출, OR 2.1, 95% CI 1.2-3.9)이 확인되었으나 여기에는 여러 교란변수가 작용했을 수 있으며 인과관계는 입증되지 못했음[331] · 미국산부인과학회(ACOG, 2017)는 다른 항생제의 사용이 가능하지 않을 경우 임산부의 방광염에 1차 약제로 사용할 수 있음을 권고함[332]
tetracycline	임신 25주 이후 사용 시 치아의 착색과 뼈 생성(bone growth)에 영향을 미칠 수 있음
doxycycline	
ciprofloxacin	· Quinolone 계열 항생제로, 동물실험에서 연골 생성에 독성작용이 있기 때문에 임신 중 사용은 피해야 함. 하지만, 임신 중 나쁜 영향이 있었던 경우는 보고된 바 없음 · 2019년 체계적 고찰을 통해 임신 중 사용 시 유산, 선천성 기형과 같은 부정적 임신 예후와의 관련성을 확인하지 못 함[333]
ofloxacin	· Quinolone 계열 항생제로, 동물실험에서 연골에 독성작용이 있어 임신 중 사용은 피해야 함 · 그러나 임신 중 나쁜 영향이 있었던 경우는 보고된 바 없음
kanamycin	임신 중 태아 내이의 손상과 관련됨
sulfamethoxazole+ trimethoprim	· trimethoprim은 folic acid antagonist이며 신경관 결손, 구개열(cleft palate)을 유발할 수 있음 · 임신 중에는 피해야 함, 그러나 인간 대상 연구에서 기형발생 증가에 대한 보고는 없음

331 Crider KS, Cleves MA, Reefhuis J, et al. Antibacterial medication use during pregnancy and risk of birth defects: National Birth Defects Prevention Study. Archives of pediatrics & adolescent medicine. 2009;163(11):978-85.

332 American College of Obstetricians and Gynecologists Committee on Obstetric Practice. ACOG Committee Opinion No. 717: Sulfonamides, nitrofurantoin, and risk of birth defects. Obstet Gynecol. 2017 Sep;130(3):e150-e152. doi: 10.1097/AOG.0000000000002300. PubMed PMID: 28832488.

333 Acar, Selin, et al. "Pregnancy outcomes following quinolone and fluoroquinolone exposure during pregnancy: a systematic review and meta-analysis." Reproductive Toxicology 85 (2019): 65-74.

(2) 질염

가. 국내·외 문헌 고찰

임신 중 생리학적 변화로 정상적으로 질 분비물이 증가하며 감염에 취약해지며 질염이 발생할 수 있다. 임신 중 질염은 자궁 내 상행 감염을 통해 조산과의 연관성이 보고되어 왔으나,[334] 현재까지 무증상 임신부를 대상으로 질염에 대한 선별검사 및 원인균에 대해 치료하는 것이 조산을 줄일 수 있는가에 대한 결론은 아직 명확하지 않다. 단, 증상이 있는 임신 중 질염에 대해서는 정확한 진단과 적절한 치료가 권고된다. 임신 중 가장 흔한 질염은 세균성 질증(bacterial vaginosis), 외음부 및 질 칸디다증(vulvovaginal candidiasis), 및 트리코모나스 질염(trichomonas vaginitis)이다.

(가) 질염을 위한 적정 약물 사용

표 26 질염 치료를 위한 약물의 용법 및 태아 기형에 미치는 영향

약물	기형발생		
세균성 질증 (bacterial vaginosis)	metronidazole spiramycin	하루 2번, 7일 동안 500 mg 경구 복용 또는 0.75% gel, 하루에 1번, 5일 동안 질 내 도포	· 대부분 연구에서 spiramycin으로 인한 기형 발생률 증가되지 않음 · 임신 중 메트로니다졸 사용은 임신 결과의 위험을 증가시키지 않는 것으로 보임
	clindamycin	하루 2번, 7일 동안 300 mg 경구 복용	동물실험 및 인간 대상 연구를 바탕으로 임신 중 사용은 선천성 기형을 증가시키지 않을 것으로 기대됨[335]
외음부 및 질 칸디다증 (vulvovaginal candidiasis)	nystatin	nystatin 질정	임신 중 국소 용법은 기형 발생을 증가시킬 것 같지 않음

334 Hillier, Sharon L., et al. "Association between bacterial vaginosis and preterm delivery of a low-birth-weight infant." New England journal of medicine 333.26 (1995): 1737-1742.
335 https://reprotox.org/member/agents/18925

외음부 및 질 칸디다증 (vulvovaginal candidiasis)	fluconazole (경구 복용)	150 mg 주 1회	· 사례보고에서 고용량으로 만성적으로 사용 시 Antley-Bixler 증후군(brachycephaly, craniosynostosis, cleft palate 등)과 유사한 기형 발생함. 그러나, 칸디다증을 위한 저용량에서는 기형 발생률이 증가하지 않았음 · 2021년 미국질병청에서 발간한 MMWR에 권고사항[336]으로는 경구 fluconazole 치료는 임신 중 권고 하지 않음. 저용량인 1회 150 mg 복용 시 자연 유산(HR, 1.48; 95% CI, 1.23-1.77)[337]이 증가한 보고가 있으며, 고용량 복용 시 자연유산 및 선천선 기형과의 연관성(adj. OR 1.81, 95% CI 1.043.14)[338]이 보고된 바 있음
	ketoconazole (크림)	하루 1-2회 환부에 바름	고용량의 동물 실험에서 embryo lethality 증가와 관련되지만, 인간 대상 연구에서 기형 발생 증가 보고는 없음
	clotrimazole (질정, 크림; 카네스텐®)	1% cream, 1 applicator	동물실험 및 인간 대상 연구에서 임신 중 국소적 사용 시 선천성 기형을 증가시키지 않을 것으로 기대됨
	miconazole	· miconazole: 100 mg, 질 내 1회 삽입 · monistat 7, miconazole 7: 2% cream, 질 내 1회 주입	동물실험 및 인간 대상 연구에서 임신 중 국소적 사용 시 선천 기형을 증가시키지 않을 것으로 기대됨
	sertaconazole (질정, 더모픽스®)	1일 1회 500 mg (1정) 사용 후 증상 지속 시 1-2주 후 500 mg 다시 투여	동물실험 및 인간 대상 연구에서 임신 중 국소적 사용 시 선천 기형을 증가시키지 않을 것으로 기대됨[339]
트리코모나스 질염 (trichomonas vaginitis)	metronidazole	하루 2번, 7일 동안 500 mg 경구 복용(과거에는 2 g 단일 요법으로 사용되었으나 장기 요법의 우월성이 확인되어 비임신 및 임신 중에도 7일 요법이 권장됨)	임신 중에 기형 발생률을 증가시킬 가능성 낮음

336 Workowski KA, Bachmann LH, Chan PA, et al. Sexually transmitted infections treatment guidelines, 2021. MMWR Recomm Rep. 2021;70(4):1-187.

337 Mølgaard-Nielsen D, Svanström H, Melbye M, et al. Association Between Use of Oral Fluconazole During Pregnancy and Risk of Spontaneous Abortion and Stillbirth. JAMA. 2016;315(1):58-67.

338 Bérard A, Sheehy O, Zhao JP, et al. Associations between low-and high-dose oral fluconazole and pregnancy outcomes: 3 nested casecontrol studies. CMAJ. 2019;191(7):e179-87.

339 Reprotox[Internet]. Available from: https://reprotox.org/member/agents/26294

트리코모나스 질염 (trichomonas vaginitis)	tinidazole	트리코모나스증 치료 시 2 g을 1회 경구 투여하거나, 1일 1회 1 g을 경구 투여하거나 1회 500 mg을 1일 2회 7일간 경구투여	· 동물실험에 근거하여 기형 발생 위험율을 증가시킬 것 같지 않음 · 2021년 미국 질병청에서 발간한 MMWR에 권고사항으로는 아직 데이터가 충분하지 않고, 위험성이 중등도로 판단되어 임신 중 사용이 권고되지 않음[340,341]
herpes simplex virus[342,343]	acyclovir	· 초회 감염 시: 하루 3번, 7-10일간 400 mg 복용 · 증상 재발 시: 하루 2번, 5일간 800 mg 또는 하루 3번 2일간 800 mg 복용	동물실험과 인간 대상 연구에서 치료용의 용량에 의해서 기형 유발 가능성 낮음
	valacyclovir	· 초회 감염 시: 하루 2번, 7-10일간 1 g 복용 · 증상 재발 시: 하루 2번, 3일간 500 mg 또는 하루 1번 5일간 1 g 복용	동물실험과 인간 대상 연구에 의하면 치료용의 용량에 의해서 기형 유발 가능성 낮음

6) 자가면역질환: 전신 홍반 루푸스, 항인지질 항체 증후군

(1) 전신 홍반 루푸스(systemic lupus erythematus, SLE)

가. 전신 홍반 루푸스가 임신 결과에 미치는 영향

피부, 관절, 신장, 폐, 장막, 신경계, 간, 기타 장기에 영향을 미치는 특발성 만성 염증 질환으로 다양한 자가 항원에 대한 자가 항체와 면역복합체가 침착되어 염증 반응과 조직 손상을 초래하는 전신 자가면역질환이며 재발과 진정을 반복하는 경

340 Workowski KA, Bachmann LH, Chan PA, et al. Sexually transmitted infections treatment guidelines, 2021. MMWR Recomm Rep. 2021;70(4):1-187.
341 Briggs GC. Drugs in pregnancy and lactation: a reference guide to fetal and neonatal risk. 11th ed. Philadelphia PA: Wolters Kluwer; 2017.
342 Reprotox[Internet]. Available from: https://reprotox.org/member/agents/24488
343 Workowski KA, Bachmann LH, Chan PA, et al. Sexually transmitted infections treatment guidelines, 2021. MMWR Recomm Rep. 2021;70(4):1-187.

과를 보인다. 전신 홍반 루푸스는 그 자체로 불임을 야기하지 않으나, 루푸스 환자가 임신 시 1/3에서는 루푸스의 악화를 보인다. 합병증으로 모체의 루푸스의 악화, 신장염, 정맥혈전색전증, 전자간증과 태아/신생아의 유산, 사산, 자궁 내 태아 성장 제한, 조산, 신생아 전신 홍반 루푸스 등이 발생할 수 있다.[344]

나. 전신 홍반 루푸스를 위한 적정 약물 사용

(가) 비스테로이드성 소염진통제(NSAIDs)

¤ 관절통(Arthralgia) 또는 장막염(Serositis)과 같은 통증은 NSAID로 조절될 수 있다. 그러나 만성적인 복용은 태아 · 신생아 신기능 부전, 양수과소증이 발생할 수 있어 임신 20주 이후 사용을 피해야 한다.

¤ 임신 12주 이내 복용한 경우 유산의 위험을 증가시키는 것으로 알려져 있다.[345,346] 임신 초기이거나 1주일 이상 NSAIDs를 복용한 경우 유산의 위험은 더욱 증가한다.[347] 임신 초기 NSAIDs 복용과 배벽갈림증(gastroschisis), 선천성 심장기형의 관련성에 관한 선행 연구들은 상반된 연구 결과들이 보고되고 있다. NSAIDs는 임신 후반기에 사용 시 동맥관 조기 폐쇄를 일으켜 폐고혈압을 일으킬 수 있는 문제점이 있다.[348] 이러한 영향은 일회성 NSAID의 투여로도 보고된 적이 있다. 이에 따라 임신 제3 삼분기에는 NSAID를 사용하지 말 것을 권고하고 있다.

¤ 이부프로펜

이부프로펜을 임신 20주 이후 진통 억제제로 사용하였던 경우 태아의 신기능 감

344 대한산부인과학회. 산과학. 제6판. 군자출판사; 2019.
345 Nielsen GL, Sorensen HT, Larsen H, et al. Risk of adverse birth outcome and miscarriage in pregnant users of non-steroidal antiinflammatory drugs; population based observational study and case-control study. BMJ. 2001;322:266-70.
346 Nielsen GL, Skriver MV, Pedersen L, et al. Danish group reanalyses miscarriage in NSAID users. BMJ. 2004;328:109.
347 Li D-K, Liu L, Odouli R. Exposure to non-steroidal anti-inflammatory drugs during pregnancy and risk of miscarriage: population based cohort study. BMJ. 2003;327:368-70.
348 Lopes LM, Carrilho MC, Francisco RP, et al. Fetal ductus arteriosus constriction and closure: analysis of the causes and perinatal outcome related to 45 consecutive cases. J Matern Fetal Neonatal Med. 2016;29(4):638-45.

소로 양수과소증이 발생하는 예가 증가하였으며,[349,350] 미국 FDA에서는 이러한 부작용에 대한 경고와 함께 사용을 경고하고 있다.[351]

¤ 저용량 아스피린(low dose aspirin)

미국 산부인과학회(ACOG)의 권고사항에 따르면, 전신 홍반 루푸스 환자는 전자간증의 고위험군으로 이를 예방하기 위한 목적으로 임신 12주에서 28주 사이부터 분만 시까지 저용량 아스피린(81 mg/day)을 복용하는 것을 권고하고 있다. 국내에는 100 mg 아스피린이 상용되고 있다.[352] 저용량 아스피린(60-150 mg)의 경우 다른 NSAID와 다르게 임신 제3 삼분기에 복용하더라도 태아의 동맥관 조기 폐쇄와 관련이 없는 것으로 보고되었다.[353] 또한 전자간증 예방을 위한 저용량 아스피린에 대한 USPSTF 보고서에 따르면 저용량 아스피린 복용이 태반조기박리(11개 시험[23,332명], RR 1.17, CI 0.93-1.48), 산후출혈(9개 시험[22,760명], RR 1.02, CI 0.96-1.09) 및 출혈량(5개 시험[2,478명], RR 보고되지 않음)을 증가시키지 않는 것으로 확인하였다.[354] 최근 보고된 메타분석에 따르면 임신 제3 삼분기 동안 저용량 아스피린의 복용이 신생아의 뇌 내 출혈(10개 시험[26,184명])이나 다른 출혈성 합병증(8개 시험[27,032명]) 역시 증가시키지 않는 것으로 확인하였다.[355]

(나) 항말라리아 약제(antimalarials)

¤ 히드록시클로로퀸(hydroxychloroquine)

피부염, 관절염, 피로감 치료로 사용된다. 임신기간 동안 전신 코티코스테로이

349 Kaplan BS, Restaino I, Raval DS, et al. Renal failure in the neonate associated with in utero exposure to non-steroidal anti-inflammatory agents. Pediatr Nephrol. 1994;8:700-4.
350 Hendricks SK, Smith JR, Moore DE, et al. Oligohydramnios associated with prostaglandin synthetase inhibitors in preterm labour. Br J Obstet Gynaecol. 1990;97:312-6.
351 FDA[Internet]. FDA recommends avoiding use of NSAIDs in pregnancy at 20 weeks or later because they can result in low amniotic fluid. [cited 2020 Oct]. Available from: https://www.fda.gov/media/142967/download
352 Pregestational diabetes mellitus. ACOG Practice Bulletin No. 201. American College of Obstetricians and Gynecologists. Obstet Gynecol. 2018;132:e22848.
353 SIBAI, BAHA M. MD, MIRRO, et al. Low-dose aspirin in pregnancy. Obstetrics & Gynecology. 1989;74(4):551-7.
354 Henderson JT, Whitlock EP, O'Connor E, et al. Low-dose aspirin for prevention of morbidity and mortality from preeclampsia: a systematic evidence review for the U.S. Preventive Services Task Force. Ann Intern Med. 2014;160:695703.
355 Duley L, Henderson-Smart DJ, Meher S, et al. Antiplatelet agents for preventing preeclampsia and its complications. Cochrane Database of Systematic Reviews 2007, Issue 2. Art. No.:CD004659.

드 사용에 비해 선호되며, 임신 초기부터 유지 요법으로 사용할 것이 권장된다. 태반을 통과하지만, 선천성 기형을 유발하는 것 같지 않다.[356]

(다) 코르티코스테로이드

루푸스 신장염, 신경학적 증상의 발현, 혈소판 감소증, 용혈성 빈혈 등이 동반된 위중한 상태일 경우와 심각한 피로, 다른 약제에 반응하지 않는 피부질환 등 중증 질환 치료 목적으로 사용할 수 있다.

¤ 프레드니손/프레드니솔론(prednisone/prednisolone)

프레드니솔론은 프레드니손의 활성형 대사물이다. 태반을 통해 광범위한 대사가 이루어지면서 불활성화 대사체로 전환되어 임신 중 사용이 가능하다 일부 연구에서 구개열(cleft palate)과 관련되며,[357] 태아 성장 지연[358]과 관련이 있다.

¤ 하이드로코르티손(hydrocortisone)

일부 연구에서 구개열(cleft palate)과 관련되며, 태아 성장 지연과 관련이 있다.

¤ 덱사메타손(dexamethasone)

베타메타손과 함께 불소가 함유된 합성 스테로이드로 태반을 통과하여 태아의 혈중농도가 모체농도와 거의 유사하게 유지되므로 임신 중 장기적인 사용을 금해야 한다. 일부 연구에서 구개열(cleft palate)과 관련되며, 태아 성장 지연과 관련이 있다.

¤ 메틸프레드니솔론

급속히 진행하는 루푸스 신장염, 심각한 증상의 악화가 있으면 정맥주사로 투여할 수 있다. 일부 연구에서 구개열(cleft palate)과 관련되며, 태아 성장 지연과 관련이 있다.

356 Reprotox[Internet]. Available from: https://reprotox.org/member/agents/17407
357 Reprotox[Internet]. Available from: https://reprotox.org/member/agents/18325
358 Reinisch JM, Simon NG, Karow WG, et al. Prenatal exposure to prednisone in humans and animals retards intrauterine growth. Science. 1978;202:436-8.

(라) 면역 억제제 & 세포독성

¤ 아자티오프린(azathioprine)

면역 억제제로 활동성 루푸스 치료에 효과적이다. 사례보고에 근거하여, 기형 유발 가능성이 낮다.[359]

¤ 메토트렉세이트(methotrexate)

엽산 길항제(folic acid antagonist)로 임신 초기 노출 시 craniofacial anomalies, skeletal defects 등의 기형 발생률이 용량에 따라 빈도 증가하며 임신 중 사용은 금한다.[360]

(2) 항인지질항체증후군(antiphospholipid antibody syndrome)

가. 항인지질항체증후군이 임신 결과에 미치는 영향

음성 하전 인지질과 이러한 인지질에 결합하는 단백질(phospholipid-binding protein)에 대한 항체가 존재하는 자가면역질환으로, 항인지질항체에는 루푸스 항응고인자(lupus anticoagulant), 항카디오리핀 항체(anticardiolipin antibody), 항베타2당단백 I 항체(anti-β2-glycoprotein I antibody)가 있다. 진단은 정맥혈전증, 동맥혈전증, 또는 임신 관련 이환이 있으면서 항인지질항체 중 한 가지 이상의 반복되는 양성 결과가 나타나야 한다(표 27). 항인지질항체증후군의 증상 대부분은 혈전과 관련이 있으며 어느 장기에나 발생할 수 있고 다양한 크기의 혈관에서 발생할 수 있다. 이러한 병인으로 임신에 영향을 미칠 수 있으며, 중등도 이상의 항체가 보일 때 임신 중 자궁 내 탈락막의 혈관 병변, 태반경색증, 태아 성장 제한, 조발형 전자간증(early onset preeclampsia), 반복 유산 및 자궁 내 태아 사망과 관련성이 높다.[361] 임신 중 또는 산욕기에 혈관 색전증이 증가하는 것으로 알려져 있으며, 임신 중 치료의 1차 목적은 혈전증 예방이다.[362]

359 Michelle Petri MD, Romy Kallas MD. Lupus in pregnancy. Contemporary OB/GYN. 2019;64(3):27-43.
360 한정열 외. 모태독성학. 제2판. 군자출판사; 2016. pp. 564-5.
361 Saccone G, Berghella V, Maruotti GM, et al. 62: Obstetric outcomes in pregnant women with primary antiphospholipid syndrome according to the antibody profile: The PREGNANTS study. American Journal of Obstetrics & Gynecology. 2017;216(1):S45-6.
362 대한산부인과학회. 산과학. 제6판. 군자출판사; 2019.

표 27 항인지질항체증후군의 진단 기준[363]

임상소견
1. 1회 이상의 정맥, 동맥, 혹은 작은 혈관 내 혈전증(영상의학 검사나 조직검사로 확인된 혈전증만 해당하고, 조직검사에서 혈관 벽의 염증 소견이 없어야 함)
2. 임신 관련 이환
1) 임신 10주 이후 1회 이상의 원인불명의 유산(태아 외형이 육안 또는 초음파 소견에서 정상이어야 함)
2) 자간증, 중증 전자간증 혹은 태반기능부전으로 인한 임신 34주 이전의 1회 이상의 조기분만
3) 임신 10주 이전 3회 이상 원인불명의 반복 유산(부모의 해부학적, 내분비적, 세포유전학적 이상이 없어야 함)
검사소견
1. 루푸스 항응고인자(lupus anticoagulant): 12주 이상의 간격으로 2회 이상 양성
2. 항카디오리핀 항체(anticardiolipin antibody) IgG 또는 IgM: 12주 이상의 간격으로 2회 이상 중간 이상의 역가로 양성
3. 항베타2당단백 I 항체(anti-β2-glycoprotein I antibody) IgG 또는 IgM: 12주 이상의 간격으로 2회 이상 양성

나. 항인지질항체증후군을 위한 적정 약물 사용

¤ 저용량 아스피린(low dose aspirin)

미국산부인과학회(ACOG)의 권고사항에 따르면, 전신 홍반 루푸스와 함께 항인지질항체증후군도 전자간증의 고위험군으로 이를 예방하기 위한 목적으로 임신 12주에서 28주 사이부터 분만 시까지 저용량 아스피린(81 mg/day)을 복용할 것을 권고하고 있다. 국내에는 100 mg의 aspirin이 상용되고 있다.[364] 저용량 아스피린(60-150 mg)의 경우 다른 NSAID와 다르게 임신 제3 삼분기에 복용하더라도 태아의 동맥관 조기 폐쇄와 관련이 없는 것으로 보고되었다.[365] 또한 전자간증 예방을 위한 저용량 아스피린에 대한 USPSTF 보고서에 따르면 저용량 아스피린 복용이 태반조기박리(11개 시험[23,332명], RR 1.17, CI 0.93-1.48), 산후출혈(9개 시험[22,760명], RR 1.02, CI 0.96-1.09) 및 출혈량(5개 시험[2,478명], RR 보고되지 않음)을 증가시키지 않는 것으로

363 대한산부인과학회. 산과학. 제6판. 군자출판사; 2019.
364 Pregestational diabetes mellitus. ACOG Practice Bulletin No. 201. American College of Obstetricians and Gynecologists. Obstet Gynecol. 2018;132:e22848
365 SIBAI, BAHA M. MD, MIRRO, et al. Low-dose aspirin in pregnancy. Obstetrics & Gynecology. 1989;74(4):551-7.

확인하였다.[366] 최근 보고된 코크란 메타분석에 따르면 임신 제3 삼분기 동안 저용량 아스피린의 복용이 신생아의 뇌내출혈(10개 시험[26,184명])이나 다른 출혈성 합병증(8개 시험[27,032명]) 역시 증가시키지 않는 것으로 확인하였다.[367]

¤ 헤파린(heparin)

미분획화 헤파린(unfractionated heparin) 또는 저분자량 헤파린(low molecular weight, LMWH, enoxaparin)을 사용한다. 미분획화 헤파린은 MW 5,000-30,000 Da로 12시간마다 5,000-10,000단위를 피하주사하고, 저분자량 헤파린은 40 mg을 하루에 한 번 투여한다. 임신 기간에 헤파린의 사용은 태반을 통과하지 않아 태아에게 나쁜 영향을 미치지 않는 것으로 알려져 있다.[368] 저용량 아스피린과 헤파린 병합 용법이 임신 중 가장 효과적인 방법으로 사용된다. 분만 후 6주까지 치료를 지속한다.[369]

¤ 면역글로불린(IVIG)

임신 중 항인지질항체증후군의 치료로는 아직 비용-효과 면에서 논란이 있다. 전자간증이나 자궁 내 태아 성장 제한 시 다른 치료에 반응이 없는 경우에 사용을 고려해 볼 수 있다.[370] 동물실험 및 제한된 인간 대상 연구에서 Gamma globulin은 선천성기형의 위험 증가와 관련이 없는 것으로 예상한다.[371]

¤ 와파린(Warfarin)

경구용 항응고제로 태반을 통과하므로 임신 중 사용 시 warfarin 증후군(nasal hypoplasia, stippled epiphysis on radiograph, 태아 성장 제한)을 일으킨다. 임신 제3 삼분기에 복용하는 경우 태아 두개 내 출혈 위험을 증가시킨다. 임신 중에는 헤파린으로 대체되어야 한다.

---

366 Henderson JT, Whitlock EP, O'Connor E, et al. Low-dose aspirin for prevention of morbidity and mortality from preeclampsia: a systematic evidence review for the U.S. Preventive Services Task Force. Ann Intern Med. 2014;160:695703.

367 Duley L, Henderson-Smart DJ, Meher S, et al. Antiplatelet agents for preventing preeclampsia and its complications. Cochrane Database of Systematic Reviews. 2007, Issue 2. Art. No.:CD004659.

368 Reprotox[Internet]. Available from: https://reprotox.org/member/agents/17841

369 F. Gary Cunningham, Kenneth J. Leveno, Jodi S. Dashe, et al. Williams Obstetrics. 26th ed. McGraw Hill; 2022.

370 F. Gary Cunningham, Kenneth J. Leveno, Jodi S. Dashe, et al. Williams Obstetrics. 26th ed. McGraw Hill; 2022.

371 Reprotox[Internet]. Available from: https://reprotox.org/member/agents/26477

7) 조기 진통(preterm labor), 37주 이전 조기양막파수(preterm premature rupture of membranes, PPROM)

(1) 국내·외 문헌 고찰

임신 20주에서 37주 미만의 분만이 된 경우로 정의하는 조산은 신생아 사망의 주요 원인이자 임신부가 산전에 입원하는 가장 흔한 원인으로 영아 사망의 절반을 차지할 뿐 아니라 생존아 중에서도 신경계 발달장애, 호흡기계 합병증 등의 이환율이 증가하는 것으로 알려져 있다. 통계청에 따르면 국내 조산아의 비율은 2010년 5.8%에서 2020년 8.5%로 꾸준히 상승하였으며 이는 10년 사이 1.5배가량 증가한 것이다. 조산의 75%는 자연적인 조기 진통(spontaneous preterm labor), 조기양막파수(preterm premature rupture of membranes)에서 야기한다. 조기 진통은 임상적으로 규칙적인 자궁 수축과 함께 동반되는 자궁 경부 변화가 있는 경우 진단하게 되고, 37주 미만에서의 조기양막파수는 37주 이전 진통이 있기 전에 양막파수가 일어나는 것으로 질경 검사를 통해 양수가 질 후원개에 고여 있거나 자궁경부를 통해 액체가 흘러나오는 것을 통해 진단하게 된다. 조산을 예방 또는 신생아의 예후 개선을 위해 조기 진통 또는 37주 이전의 조기양막파수 상황에서 임신 주수와 융모양막염의 유무 및 그 외 산모와 태아의 상태에 따라 적응증에 합당한 적절한 약물을 사용할 수 있다.

(2) 조기 진통/37주 이전 조기양막파수를 위한 적정 약물 사용

가. 자궁수축 억제제(ritodrine, nifedipine, atosiban)

자궁수축 억제제는 산전 태아의 폐 성숙을 위한 코르티코스테로이드 치료의 효과를 위해 분만을 최대 48시간 지연시키는 데에 의의를 두고 치료하라고 되어 있지만, 실제 임상에서는 분만 주 수를 더 끌기 위해 48시간보다 더 사용하기도 한다. 일반적으로 조산을 예방하기 위한 자궁수축 억제제의 사용은 임신 34주까지이다. 이는 태아의 폐 성숙도와 관련이 있으며, 임신 연장으로 인한 산모 및 태아의 위험이 더 큰 경우나 자궁수축 억제제의 사용에 따른 위험이 조산의 위험보다 더 큰 경우는 자궁수축 억제제 사용의 금기이다(표 28).

표 28 자궁수축 억제제의 금기증[372]

- ⊘ 자궁 내 태아 사망
- ⊘ 생존할 수 없는 기형을 가진 태아
- ⊘ 태아의 상태를 안심할 수 없는 경우(nonreassuring fetal status)
- ⊘ 중증 전자간증 또는 자간증
- ⊘ 임신부가 출혈로 인해 혈역학적으로 불안정한 경우
- ⊘ 융모양막염
- ⊘ 조기양막파수(임신부에게 현재 감염이 없다고 판단되는 경우에는 산모의 이송 및 태아 폐 성숙을 촉진할 목적으로 사용할 수 있음)
- ⊘ 자궁수축 억제제의 약제 특이적 금기증이 있는 경우

자궁수축 억제제 종류에는 ritodrine, nifedipine, atosiban, MgSO4, cyclooxygenase (COX) inhibitors 등이 있으며, ritodrine, nifedipine, atosiban에 대해서 조기 진통에 대한 약제의 우월성 및 비열등성에 대한 비교가 여러 번 이뤄졌으며,[373,374] 각 약제의 작용기전, 금기증, 태아에게 미치는 영향에 대한 비교 내용은 다음과 같다(표 29).

표 29 자궁수축 억제제의 비교

	Atosiban (tractocile)	Ritodrine (yutopar)	Nifedipine
작용기전	· 1-deamino-2-D-Tyr-(OEt)-4-Thr-8-Orn-oxytocin; tractocile · oxytocin and vasopressin myometrial receptor inhibitor	beta-adrenergic agent (betamimetics)	calcium channel blocker

372 American College of Obstetricians and Gynecologists. Management of preterm labor: Practice Bulletin no. 171. Obstet Gynecol. 2016;128(4):e155-64.
373 Lin CH, Lin SY, Shyu MK, et al. Randomized trial of oxytocin antagonist atosiban versus beta-adrenergic agonists in the treatment of spontaneous preterm labor in Taiwanese women. Journal of the Formosan Medical Association. 2009;108(6):493-501.
374 Conde-Agudelo, Agustin, Roberto Romero, Juan Pedro Kusanovic. Nifedipine in the management of preterm labor: a systematic review and meta-analysis. American journal of obstetrics and gynecology. 2011;204(2):134-e1.

태아/신생아에 미치는 영향	임신 중·후반기 자궁수축 억제제로 사용 시 태아, 신생아에 대한 기형 효과가 확인되지 않음.[375] 1개의 무작위 대조군 임상시험에서 태아/신생아 사망과의 연관성이 보고되었으나, 무작위 배정 시 임신 주수가 고려되지 않았고, 감염 또는 초극소 조산아(extreme prematurity) 요인이 고려되지 않아 아토시반과의 인과관계가 입증되지 못함[376]	자궁수축 억제제로 사용 시 신생아의 부정적인 심혈관계 결과 및 대사 효과를 일으킬 것으로 예상됨. 태반을 통과하여 모체에서와 비슷한 부작용인 태아 빈맥(fetal tachycardia)이 흔하게 나타날 수 있음[377]	· 동물실험에서 배아발생을 방해하여 기형과 관련됨이 보고됨(원위부 팔뼈의 기형, 심기형, 저산소증, 산증) · 인간 대상 임신결과 데이터에서 태아 기형에 미치는 인과적 영향을 평가하기에는 충분하지 않았음. 임신 후반기 자궁수축억제 목적으로 사용 시 산모의 저혈압, 저산소증, 폐부종, 태아 심박수 변화와 관련이 있으나 신생아의 부정적 효과는 없었음[378]
금기	· 임신 24주 미만 또는 33주를 초과하는 임산부 · 임신 30주 이상에서 조기 양막파열이 발생한 환자 · 자궁 내 발육지연이면서 태아 심박동이 비정상인 경우 · 즉각적인 분만이 필요한 산전 자궁 출혈이 있는 환자 · 분만이 필요한 자간증 및 중증의 전자간증 환자	· 임신 22주 미만의 임부 · 기존에 허혈성 심질환이 있거나 허혈성 심질환에 대한 유의한 위험인자가 있는 환자 · 임신 1기, 2기 동안 절박유산이 있는 환자	· 이 약에 과민증의 병력이 있는 환자 · 임신부 · 심인성 TYZ, 환자 · 불안정형 협심증 환자(심근허혈을 증가시킬수 있으며 좌심부전 유발)

375 Reprotox[Internet]. Available from: https://reprotox.org/member/agents/23972
376 Romero R, Sibai BM, Sanchez-Ramos L, et al. An oxytocin receptor antagonist (atosiban) in the treatment of preterm labor: a randomized, double-blind, placebo-controlled trial with tocolytic rescue. American journal of obstetrics and gynecology. 2000;182(5):1173-83.
377 Patel, Soha S, Jack Ludmir. Drugs for the treatment and prevention of preterm labor. Clinics in perinatology. 2009;46(2):159-72.
378 Reprotox[Internet]. Available from: https://reprotox.org/member/agents/18443

금기	· 자궁 내 태아 사망 · 자궁 내 감염 의증 환자 · 전치태반 환자 · 태반박리 환자 · 기타 모체 또는 태아에게 임신의 유지가 해로운 경우 · 이 약의 주성분 또는 부형제에 대한 알려진 과민증이 있는 환자	· 임부 또는 태아에게 임신 연장이 위험한 상태인 경우(예: 임신중독증, 자궁 내 감염, 전치태반에 따른 질 출혈, 자간 또는 심각한 전자간증, 태반조기박리 또는 탯줄압박) · 자궁 내 태아사망, 알려져 있는 치명적인 선천적 또는 염색체 기형 · 베타 유사체에 대한 부작용이 나타날 수 있는 기존의 의학적 상태(예: 폐고혈압, 비대성 폐쇄성 심근병증과 같은 심장 장애 또는 어떠한 형태의 좌심실 유출관 폐쇄)	· 저혈압(수축기압 90 mmHg 미만) 환자 · 중증의 대동맥판 협착증 환자 · 리팜피신을 투여 받고 있는 환자 · 급성심근경색(8일 이내) 환자
비고	유럽 및 캐나다에서 Tocolytics로 승인되었음[379]	2000년 9월 미국에서 더 이상 유통되지 않으며, 국내에서는 자궁수축억제의 목적으로 아직 사용되고 있음	· 니페디핀 사용 시 황산마그네슘과 병용은 잠재적인 위험 때문에 주의해야 함[380] · 니페디핀이 마그네슘의 신경근육 억제 효과를 증강시켜 심폐기능을 억제시킬 수 있음이 보고됨[381]

¤ 황산마그네슘(Magnesium sulfate)

임신 32주 이전의 조산이 예상될 때 투여하면 생존한 영아 뇌성마비의 심각성과 위험을 감소시켜 태아 신경 보호를 위해 사용한다. (가이드라인에 따라서는 33주 6일까지 권고하기도 한다[SOGC, 2019].)[382] 자궁 근수축에 억제 작용을 하는 것으로 알려져 있으나, 자궁수축 억제제로서 황산마그네슘의 경우, 임신 연장의 효과를 입증한 연구는 없었고, 약제와 관련한 경미한 산모 합병증(예: 안면 홍조, 두통, 눈동자 떨림, 오심,

379 Husslein P, Roura LC, Dudenhausen J, et al: Clinical practice evaluation of atosiban in preterm labour management in six European countries. BJOG. 2006;113(3):105-10.

380 Program, National High Blood Pressure Education. Report of the national high blood pressure education program working group on high blood pressure in pregnancy. American journal of obstetrics and gynecology. 2000;183(1):s1-22.

381 Ben-Ami M, Giladi Y, Shalev E. The combination of magnesium sulfate and nifedipine: a cause of neuromuscular blockade. Br J Obstet Gynaecol. 1994;101:262-3.

382 Magee LA, De Silva DA, Sawchuck D, et al. No. 376-magnesium sulphate for fetal neuroprotection. Journal of Obstetrics and Gynaecology Canada. 2019;41(4):505-22.

어지럼증, 구강 건조, 기면 등)이 흔하게 발생하였으며 심각한 산모 합병증(예: 심장마비, 호흡부전 및 사망)이 다른 수축 억제제보다 더 자주 나타나지는 않는다.[383]

2013년 미국 FDA에서는 조기 진통을 치료하기 위해 황산마그네슘을 5-7일 장기간 사용하는 것이 태아의 저칼슘혈증과 골 약화를 야기하여[384] 골절을 증가시킬 위험성이 있다고 경고한다.[385]

¤ 프로스타글란딘 생성 억제제(prostaglandin Inhibitors, cyclooxygenase [COX] inhibitors: 예, 인도메타신[indomethacin])

프로스타글란딘이 진통을 촉진하는 역할로 인해 프로스타글란딘 생성 억제제를 조기 진통 치료로 연구 및 사용해 왔으며, 사이클로옥시게나제 억제제(cyclooxygenase inhibitor) 기능을 하는 인도메타신 및 나프록센 같은 비스테로이드성 소염진통제들(NSAIDs)이 포함된다. 최근 발표된 메타분석에서 인도메타신을 포함한 시클로옥시게나아제 억제제가 위약 또는 다른 자궁수축 억제제에 비해 조산을 예방하는 데 확실한 효과가 없다고 보고하였다(RR 0.20, 95% CI 0.03-1.28).[386] 태아에게 미치는 영향으로 프로스타글란딘 억제제(NSAIDs)는 임신 후반기에 사용 시(특히 32주 이후 48시간 이상 사용 시) 태아의 동맥관 조기 폐쇄를 일으켜 폐 고혈압을 일으킬 수 있는 문제점이 있다.[387] 또한 인도메타신을 조기 진통 억제 목적으로 사용하였던 경우 태아의 신기능 감소로 양수과소증을 일으킬 수 있으며,[388,389] 치료를 중지하면 양수 양이 회복되는 것으로 알려져 있다. 또한 2007년 관찰연구 대상의 메타 분석에서 산전 인도메타신 사용이 미숙아의 뇌실 주위 백질 연화증(periventricular leukomalacia) (OR 2.0, 95% CI 1.3-3.1), 괴

383 Doyle LW, Crowther CA, Middleton P, et al. Magnesium sulphate for women at risk of preterm birth for neuroprotection of the fetus. Cochrane Database Syst Rev. 2009;(1):CD004661.

384 Nassar AH, Sakhel K, Maarouf H, et al. Adverse maternal and neonatal outcome of prolonged course of magnesium sulfate tocolysis. Acta Obstet Gynecol Scand. 2006;85:1099-103.

385 FDA, U.S. Food, Drug Administration. FDA Recommends against prolonged use of magnesium sulfate to stop pre-term labour due to bone changes in exposed babies. Drug Safety Communications, U.S. Food and Drug Administration2013.

386 Reinebrant HE, Pileggi-Castro C, Romero CL, et al. Cyclo-oxygenase (COX) inhibitors for treating preterm labour. Cochrane Database Syst Rev. 2015;2015(6):CD001992.

387 Lopes LM, Carrilho MC, Francisco RP, et al. Fetal ductus arteriosus constriction and closure: analysis of the causes and perinatal outcome related to 45 consecutive cases. J Matern Fetal Neonatal Med. 2016;29(4):638-45.

388 Kaplan BS, Restaino I, Raval DS, et al. Renal failure in the neonate associated with in utero exposure to non-steroidal anti-inflammatory agents. Pediatr Nephrol. 1994;8:700-4.

389 Hendricks SK, Smith JR, Moore DE, et al. Oligohydramnios associated with prostaglandin synthetase inhibitors in preterm labour. Br J Obstet Gynaecol. 1990;97:312-6.

사성 장염(necrotizing enterocolitis) (OR 2.2, 95% CI 1.1-4.2)과 관련이 있는 것으로 나타났다.[390] 미국 산부인과학회(2016)에서는 48시간 이상 사용 시 양수과소증 위험이 가장 높아질 수 있으므로, 48시간 이내로만 사용할 것을 권고하고 있다.[391]

나. 항생제

자궁 내 세균 감염은 특히 32주 미만의 경우 조기진통의 중요한 원인이 되기 때문에 항생제의 사용이 필요하다. 조기양막파수 및 B 군 용혈연쇄구균(Group B Streptococcus, GBS) 보균자인 경우 항생제의 사용이 권장되지만, 양막이 손상되지 않은 조기 진통 산모의 경우는 임신의 연장 및 신생아 이환율을 줄이는 데에 유용성이 입증되지 않았다.

¤ 양막의 파수가 없는 조기 진통 임신부에게서의 항생제 치료

2002년 11개 연구를 포함한 메타분석에 따르면 조기 진통 임신부에서 항생제의 투여가 산모의 감염을 감소시키는 효과는 있었으나(RR 0.74, 95% CI 0.64-0.87), 주산기 이환율에 이득이 되지 않음을 확인하였다.[392] 여기에 포함된 대규모 무작위 임상시험(ORACLE II 연구)에서도 위약군에 비해 주산기 이환율에 대한 항생제의 이득이 확인되지 않았으며(erythromycin [5.6%], amoxicillin-clavulanic acid [5.0%], both antibiotics [5.9%], vs. placebo 78 [5.0%]),[393] 오히려 7년 후 추적관찰 결과에서 항생제 사용군에서 뇌성마비의 빈도가 증가한다는 보고가 있었다(erythromycin: OR 1.93, 95% CI 1.213.09 amoxicillin-clavulanic acid: OR 1.69, 95% CI 1.07-2.67).[394] 이러한 연구 결과를 바탕으로 미국 산부인과학회(2016)에서는 조기 진통 임신부에서 임신기간 연장 또는 신생아 예후 향상의 목적으로 항생제 사용을 권고하지 않는다.[395]

---

390 Amin, Sanjiv B, Robert A Sinkin, J Christopher Glantz. Metaanalysis of the effect of antenatal indomethacin on neonatal outcomes. American journal of obstetrics and gynecology. 2007;197(5):486-e1.

391 Management of preterm labor. Practice Bulletin No. 171. American College of Obstetricians and Gynecologists. Obstet Gynecol. 2016;128:e15564.

392 King J, Vicki Flenady, Linda Murray. Prophylactic antibiotics for inhibiting preterm labour with intact membranes. Cochrane Database Syst Rev. 2013;(12):CD000246.

393 Kenyon SL, Taylor DJ, Tarnow-Mordi W. Tarnow-Mordi. Broad-spectrum antibiotics for spontaneous preterm labour: the ORACLE II randomised trial. Lancet. 2001;357(9261):989-94.

394 Kenyon S, Pike K, Jones DR, et al. Childhood outcomes after prescription of antibiotics to pregnant women with spontaneous preterm labour: 7-year follow-up of the ORACLE II trial. Lancet. 2008;372(9646):1319-27.

395 Management of preterm labor. Practice Bulletin No. 171. American College of Obstetricians and Gynecologists. Obstet Gynecol. 2016;128:e15564.

¤ 37주 이전 조기양막파수 임신부에게서의 항생제 치료

현재까지 최적의 항생제 요법은 확립되지 않았으며 여러 연구를 통해 다양한 항생제의 조합이 그 효과를 입증해 왔다.

(가) 암피실린(ampicillin), 아목시실린(amoxicillin), 에리스로마이신(erythromycin)

600명의 조기양막파수 24-32주 사이의 임신부 대상의 다기관 무작위 임상 연구에서 7일간의 항생제 치료 시 임신 기간의 의미 있는 연장(p < .001), 주요 신생아 이환(44.5% vs. 54.5%, p=.03), 즉 패혈증(8.4% vs. 15.6%, p=.01), 폐렴(2.9% vs. 7.0%, p=.04), 호흡곤란증후군(40.8% vs. 50.6%, p=.03), 괴사성장염 등이 항생제 투여군에서 위약군에 비해 감소하였다.[396] 이를 바탕으로 미국산부인과학회(ACOG, 2018) 가이드라인에서는 7일간의 암피실린(ampicillin) + 에리스로마이신(erythromycin) 정맥주사 후 경구용 아목시실린(amoxicillin) + 에리스로마이신(erythromycin) 유지 요법을 일차적으로 권고하고 있다.[397]

(나) 에리스로마이신(erythromycin)

2001년 4,800여 명의 조기양막파수 임신부 대상의 대규모 무작위 임상 연구(ORACLE I study)에서 항생제 사용군에서 위약군에 비해 신생아 사망, 만성폐질환, 출생 후 뇌초음파 검사상 이상의 빈도를 의미 있게 감소시켜 주산기 예후를 향상함을 확인하였다(주요 주산기 합병증 발병률, 11.2% vs. 14.4%, p = 0.02).[398] 단, 7년 후 추적관찰 시 큰 영향은 미치지 않았다.[399] 이를 바탕으로 영국왕립 산부인과의사협회(RCOG) 가이드라인에서는 10일간의 에리스로마이신 사용을 우선 권고한다.[400] 에

396 Mercer BM, Miodovnik M, Thurnau GR, et al. Antibiotic therapy for reduction of infant morbidity after preterm premature rupture of the membranes: a randomized controlled trial. JAMA. 1997;278(12):989-95.

397 Prelabor rupture of membranes. ACOG Practice Bulletin No. 188. American College of Obstetricians and Gynecologists. Obstet Gynecol. 2018;131:e114.

398 Kenyon SL, Taylor DJ, Tarnow-Mordi W. Tarnow-Mordi. Broad-spectrum antibiotics for preterm, prelabour rupture of fetal membranes: the ORACLE I randomised trial. Lancet. 2001;357(9261):979-88.

399 Kenyon, Sara, et al. Childhood outcomes after prescription of antibiotics to pregnant women with preterm rupture of the membranes: 7-year follow-up of the ORACLE I trial. Lancet. 2008;372(9646):1310-8.

400 Thomson A J, Royal College of Obstetricians and Gynaecologists. Care of women presenting with suspected preterm prelabour rupture of membranes from 24+ 0 weeks of gestation: green-top guideline no. 73. BJOG: An International Journal of Obstetrics & Gynaecology. 2019;126(9):e152-66.

리스로마이신의 사용은 태아의 선천기형과 관련성이 없으며 1개의 연구에서 심장기형(OR 1.84, 95% CI 1.29-2.62) 및 pyloric stenosis (RR 3.03, 95% CI 1.08-8.50)가 증가하였으나,[401] 이후 다른 연구에서 모두 기각되었다.[402]

(다) 세프트리악손(ceftriaxone) + 클라리트로마이신(clarithromycin) + 메트로니다졸(metronidazole)

이외 새로운 항생제 조합에 대한 연구가 국내 연구진을 통해 보고되었으며, 기존의 항생제 요법보다 임신기간이 연장되고 신생아에서 뇌성마비를 포함한 신생아 합병증이 줄었고 양수 내 감염이나 염증도 소실됨을 보고하였다.[403]

(라) 아목시실린-클라불란산(amoxicillin-clavulanic acid)

앞서 언급한 37주 이전의 조기양막파수 임신부를 대상으로 시행된 ORACLE I 연구에서 amoxicillin-clavulanic acid를 사용한 군에서 위약군에 비해 신생아 괴사성 장염 증가(RR 4.72, 95% CI 1.57 to 14.23)가 보고되어 사용이 권고되지 않는다.[404]

(마) 아지트로마이신(azithromycin)

2020년 미국 산부인과학회(ACOG)에서는 에리트로마이신 사용이 가능하지 않은 경우 아지트로마이신(azithromycin)을 대체 항생제로 사용할 수 있다고 권고하기 시작하였다.[405] 에리트로마이신과 비교한 2개의 후향적 연구에서 조산의 예방에 대한 효과에 차이가 없었으며 주산기 합병증도 비슷함이 보고되었다.[406,407]

---

401 Kallen BAJ, Olausson PO, Danielsson BR. Is erythromycin therapy teratogenic in humans?. Reprod Toxicol. 2005;20:209-14.
402 Reprotox[Internet]. Available from: https://reprotox.org/member/agents/17307
403 Lee J, Romero R, Kim SM, et al. A new antibiotic regimen treats and prevents intra-amniotic inflammation/infection in patients with preterm PROM. The journal of maternal-fetal & neonatal medicine. 2016;29(17):2727-37.
404 Kenyon SL, Taylor DJ, Tarnow-Mordi W. Tarnow-Mordi. Broad-spectrum antibiotics for preterm, prelabour rupture of fetal membranes: the ORACLE I randomised trial. Lancet. 2001;357(9261):979-88.
405 American College of Obstetricians and Gynecologists. ACOG Practice Bulletin, Number 217. Prelabor Rupture of Membranes. Obstet Gynecol. 2020;135:e80-97.
406 Pierson, Rebecca C, Sashana S Gordon et al. A retrospective comparison of antibiotic regimens for preterm premature rupture of membranes. Obstet Gynecol. 2014;124(3):515.
407 Finneran MM, Appiagyei A, Templin M, et al. Comparison of azithromycin versus erythromycin for prolongation of latency in pregnancies complicated by preterm premature rupture of membranes. American journal of perinatology. 2017;34(11):1102-7.

¤ B군 용혈연쇄구균(group B streptococcus, GBS) 보균자인 경우

분만이 진행 중인 조기 진통 산모 및 조기양막파수가 확인된 경우 조기 발병형 신생아 GBS 감염예방을 위해 항생제 투여가 필요하다. 일차 치료제로 페니실린 G가 권고되며 대체 항생제로 암피실린(ampicillin)을 사용할 수 있으며 페니실린 엘레르기가 있는 경우 세파졸린(cefazolin)을 먼저 고려할 수 있다. 과민반응이 예상되는 경우 클린다마이신을 사용할 수 있고, 에리트로마이신은 더 이상 권고되지 않으며, 클린다마이신 내성균일 경우에는 반코마이신이 권장된다(표 29).[408,409]

표 30 분만 중 GBS 예방적 항생제 종류 및 용법

권고 항생제	**페니실린 G**: 500만 단위 정맥 투여 후 250-300만 단위를 4시간 간격으로 분만 시까지 투여	
대체 항생제	**암피실린**: 2 g 정맥 투여 후 4시간 간격으로 1 g 또는 6시간 간격으로 2 g을 분만 시까지 투여	
페니실린에 알레르기 위험성이 있는 경우	알레르기 위험성 낮음	**세파졸린**: 2 g 정맥투여 후 8시간 간격 1 g을 분만 시까지 투여
	알레르기 위험성 높음 (클린다마이신에 감수성 있음)	**클린다마이신**: 900 mg 8시간 간격으로 분만 시까지 정맥 투여
	알레르기 위험성 높음 (클린다마이신 내성균)	**반코마이신**: 1g 12시간 간격으로 분만 시까지 정맥 투여

다. 프로게스테론(progesterone)

산전 프로게스테론(progesterone)의 투약은 조산 병력이 있는 임신부에서 다음 임신의 조산 예방 역할 및 조산 병력에 상관없이 자궁 경부 길이가 짧은 경우 조산의 예방과 관련이 있다.[410] 이전까지 권장 사항은 자궁 경부가 짧아지고 조산의 병력이 없는 여성에게는 임신 16주부터 36주까지 경질 프로게스테론(매일 200 mg 질 내 투여)을 처방하고, 자연조산의 병력이 있는 임신부의 경우 자궁경부 길이와 관계없이 경질 프로게스테론 200 mg을 매일 질 내 투여 또는 17α-hydroxyprogester-

408 Verani, Jennifer R, Lesley McGee, et al. Prevention of perinatal group B streptococcal disease: revised guidelines from CDC, 2010. 2010;1-36.
409 NAAT, GBS, P. C. N. Encourage. Prevention of group B streptococcal early-onset disease in newborns. 2020.
410 Prediction and prevention of spontaneous preterm birth. ACOG Practice Bulletin No. 234. American College of Obstetricians and Gynecologists. Obstet Gynecol. 2021;138:e6590.

one caproate 250 mg 매주 근육주사 하는 것이었으나,[411] 조산 예방에 대한 17α-hydroxyprogesterone 효과가 없음이 지속적으로 보고됨에 따라[412] 이를 바탕으로 2023년 미국 FDA에서 승인을 철회함으로써,[413] 조산 병력이 있는 임신부 중에서도 경질 프로게스테론의 사용이 권고된다.[414] 임신 후반기 동안 프로게스테론 노출 시 태아에게 유해하다는 증거는 없으며, 조산 예방 목적으로 사용한 278명 대상으로 출생 후 4세까지 자녀에 대한 추적관찰 시 생식기 기형을 포함하여 선천 기형과 관련성이 보고되지 않았다.[415] 또한 쌍태아에서 사용 시 5세까지 자녀들에 대한 추적관찰 시 신경학적 발달에 미치는 부정적 효과가 보고되지 않았다.[416]

라. 코르티코스테로이드(corticosteroid)

임신 24주부터 34주 사이의 임신부 중 7일 이내에 조산할 위험성이 있는 임신부에게 태아의 폐 성숙을 촉진할 목적으로 코르티코스테로이드 투여가 권고된다. 임신 34주부터 36+6주 사이의 후기 조산이 예상되는 경우 및 임신 23주부터 23+6주 사이의 생존 가능성에 대한 판단에 따라 신생아 호흡기 이환율을 감소시키는 목적으로 단일 주기의 코르티코스테로이드 투여를 고려할 수 있다.[417]

¤ 베타메타손(betamethasone), 덱사메타손(dexamethasone)

가장 널리 연구된 코르티코스테로이드이며 베타메타손은 12 mg을 24시간 간격으로 총 2회 근주하고, 덱사메타손은 6 mg을 12시간 간격으로 총 4회 근주한다. 산전 코르티코이드 스테로이드 치료는 신생아 사망률, 두개 내 출혈, 괴사성 장염 및

411 Prediction and prevention of spontaneous preterm birth. ACOG Practice Bulletin No. 234. American College of Obstetricians and Gynecologists. Obstet Gynecol. 2021;138:e6590.

412 Blackwell SC, Gyamfi-Bannerman C, Biggio JR Jr, et al. 17-OHPC to prevent recurrent preterm birth in singleton gestations (PROLONG study): a multicenter, international, randomized double-blind trial. American journal of perinatology. 2020;37(2):127-36.

413 Society for Maternal-Fetal Medicine (SMFM) SMFM Publications Committee. Society for Maternal-Fetal Medicine Statement: response to the Food and Drug Administration's withdrawal of 17-alpha hydroxyprogesterone caproate. Am J Obstet Gynecol. 2023;229. pp. B2-B6.

414 Berghella V, Gulersen M, Roman A, et al. Vaginal progesterone for the prevention of recurrent spontaneous preterm birth. American Journal of Obstetrics & Gynecology MFM. 2023;5(10):101116.

415 Northen AT, Norman GS, Anderson K, et al. Follow-up of children exposed in utero to 17 α-hydroxyprogesterone caproate compared with placebo. Obstetrics & Gynecology. 2017;110(4):865-72.

416 Vedel C, Larsen H, Holmskov A, et al. Long-term effects of prenatal progesterone exposure: neurophysiological development and hospital admissions in twins up to 8 years of age. Ultrasound Obstetrics Gynecology. 2016;48(3):382-9.

417 Committee on Obstetric Practice. Committee Opinion No. 713: antenatal corticosteroid therapy for fetal maturation. Obstetrics and gynecology. 2017;130(2):e102-9.

신생아 감염의 감소를 포함하여 분만 후 신생아의 결과를 개선하는 것으로 나타난 유일한 산전 중재법이다.[418]

태아 폐 성숙 촉진을 목적으로 산전 코르티코스테로이드를 맞은 이후 7일이 지난 후까지 조산이 발생하지 않았으나 향후 7일 이내에 조산 위험이 있는 임신 34주 이내 산모의 경우 1차례 더 코르티코스테로이드를 투여하는 구제요법(rescue therapy)을 고려해야 한다. 이는 자궁 내 태아 성장 제한과 같은 부작용의 증가 없이 신생아의 호흡기 이환율을 낮추는 데 효과가 있다는 메타분석에 근거한다.[419] 반면 산전 코르티코스테로이드의 정기적인 반복 투여(2회 이상)는 현재 권장되지 않는다. 단일 투여와 매주 투약하는 반복 투여에 대한 무작위 시험에서, 우월성을 입증하지 못하였으며, 특히 4번의 연속적인 코르티코스테로이드 투약 후 출생체중의 감소(0.88 vs. 0.91, p = .01) 및 저출생 체중아(small for gestational age)가 증가(23.7 vs. 15.3%, p = .02)하였다.[420] 산전 코르티코스테로이드에 반복적으로 노출된 2세 아동을 추적관찰한 결과에서 신체적 또는 신경 인지적 측정에 유의미한 차이가 없었고, 유의하지 않았으나 산전 코르티코스테로이드에 연속적으로 노출된 영아 뇌성마비의 상대적 위험이 높았다(RR 5.7, 95% CI 0.7-46.7, p = .12).[421] 또한 연속적 코르티코스테로이드의 투여가 산모의 감염 위험 증가와 시상하부-뇌하수체-부신 축(hypothalamicpituitaryadrenal axis)을 억제하는 결과가 있었다.[422]

418 Committee on Obstetric Practice. Committee Opinion No. 713: antenatal corticosteroid therapy for fetal maturation. Obstetrics and gynecology. 2017;130(2):e102-9.

419 Crowther CA, McKinlay CJ, Middleton P, et al. Repeat doses of prenatal corticosteroids for women at risk of preterm birth for improving neonatal health outcomes. Cochrane Database Syst Rev. 2015;2015(7):CD003935.

420 Wapner RJ, Sorokin Y, Thom EA, et al. Single versus weekly courses of antenatal corticosteroids: evaluation of safety and efficacy. American journal of obstetrics and gynecology. 2006;195(3):633-42.

421 Wapner RJ, Sorokin Y, Mele L, et al. Long-term outcomes after repeat doses of antenatal corticosteroids. New England Journal of Medicine. 2017;357(12):1190-8.

422 McKenna DS, Wittber GM, Nagaraja HN, et al. The effects of repeat doses of antenatal corticosteroids on maternal adrenal function. Am J Obstet Gynecol. 2000;183(3):669-73.

8) 역류성 식도염

(1) 국내·외 문헌 고찰

임신 중 커진 자궁에 의해 위가 상방으로 이동하고 압박되며, 식도의 하부 괄약근의 저긴장성과 프로게스테론 호르몬 영향으로 인해 위 배출 지연으로 인해 위식도역류(gastroesophageal reflux disease)가 발생한다.

¤ 히스타민 수용체 길항제(H2-receptor antagonists)

치료약제 중 라니티딘(ranitidie)이나 파모티딘(famotidine) 등의 히스타민 수용체 길항제(H2-receptor ntagonist)는 증상이 심하거나 임신 후반기에 안전하게 사용할 수 있으며, 이 중 라니티딘이 가장 흔하게 사용되었으나 2019년 발암성 물질의 잠정관리 기준 초과 검출로 제조, 수입, 판매, 처방 등이 잠정 중지된 상태이다.[423] 현재로서는 파모티딘이 인간 대상 연구 결과 등을 바탕으로 안전하게 사용이 가능하며 니자티딘(nizatidine)은 동물실험에서 태아에게 독성 가능성이 보고되었다. 시메티딘(cimetidine)은 항안드로젠 효과가 있을 수 있어 주의가 필요하다.[424]

¤ 프로톤 펌프 억제제(proton pump inhibitor, PPI)

다른 약물로 조절되지 않는 심한 증상의 위·식도 역류와 소화성 궤양에서 사용될 수 있으며, 최근에는 프로톤 펌프 억제제의 안전성을 증명하는 연구 결과들이 쌓이면서 임신 중 중등도의 질환에서 사용되고 있다. 란소프라졸(lansoprazole), 라베프라졸(rabeprazole), 판토프라졸(pantoprazole)이 사용될 수 있다. 오메프라졸(omeprazole)은 사산이나 선천성 기형의 발생률 증가는 보고되지 않아 사용은 가능하다고 제시하고 있다.[425]

---

423 의약품안전나라[인터넷]. 의약품 안전선 서한 배포 알림(라니티딘 제제). Available from: https://nedrug.mfds.go.kr/pbp/CCBAC01/getItem?safeLetterNo=435

424 Koren, Gideon, Donna M. Zemlickis. Outcome of pregnancy after first trimester exposure to H2 receptor antagonists. American journal of perinatology. 1991;8(1):37-8.

425 Kallen, Bengt AJ. Use of omeprazole during pregnancyno hazard demonstrated in 955 infants exposed during pregnancy. European Journal of Obstetrics & Gynecology and Reproductive Biology. 2001;96(1):63-8.

(2) 역류성 식도염이 임신 결과에 미치는 영향

위식도 역류질환은 임신 중 흔히 발생하고(~80%까지) 임신 후반기로 갈수록 증가하는데, 무엇보다 임신 기간에 증상으로 인해 자주, 오랫동안 불편을 겪을 수 있으며, 심할 경우 출혈, 바렛식도(Barrett's seophagus), 삼킴 곤란, 식도선암 등의 합병증이 드물지만 발생할 수 있다.[426]

가. 역류성 식도염을 위한 적정 약물 사용

¤ **제산제**(antacids): **알루미늄**(aluminum hydroxide), **마그네슘**(magnesium hydroxide), **칼슘**(calcium carbonate)

제산제는 일반적으로 임신부에게 안전하게 사용될 수 있으나 탄산수소 나트륨(sodium bicarbonate)을 포함한 제산제는 체액의 과부하나 대사성 알칼리혈증을 유발할 수 있으므로 임신 중 사용을 조심해야 한다. 수크랄페이트(sucralfate)는 항펩신제 일종으로 무작위 비교 임상시험에서 태아에 대한 독성이 확인되지 않았으며, 임신 중 효과적이고 안전하게 사용될 수 있으나, 알루미늄을 포함하고 있어 신기능이 좋지 않은 임신부에게는 투여 시 주의를 해야 한다. 알마게이트(almagate; aluminium magnesium hydroxy carbonate, 알마겔®)는 알루미늄과 마그네슘 복합제로 이루어져 있는 제산제로 쥐를 이용한 동물실험에서 고용량 노출에도 기형 유발되지 않았다. 국내 데이터에서 알마게이트의 임신초기 노출 후 자연유산율(5.2%) 및 기형아 발생률(3.0%)은 비노출 시에 비해 유의미하게 높지 않았다.[427]

¤ **그 외 임신 중 위·식도 역류와 같은 위장장애에 사용되는 약물**

히스타민 수용체 길항제(H2 receptor antagonists)와 프로톤 펌프 억제제(proton-pump inhibitors)로 다음과 같은 용량으로 복용한다.[428,429]

---

426 대한산부인과학회. 산과학. 제6판. 군자출판사; 2019.
427 한정열 외. 모태독성학. 제2판. 군자출판사; 2016. pp. 244-6.
428 Landon MB, Galan HL, Jauniaux ERM, et al. Gabbe's obstetrics: Normal and problem pregnancies. 8th ed. Saunders; 2020. p. 1280.
429 김승철 외. WOMB STORY 산부인과 최신지견 I. 움트; 2023.

표 31 위장장애에 사용하는 약물 용법

약물 종류		사용 용량(경구)
히스타민 수용체 길항제 (H2-receptor antagonists)	cimetidine	400 mg씩 하루 4회, 총 12주간까지 또는 800 mg씩 하루 2회, 총 12주간까지
	nizatidine	150 mg 하루 2회
	famotidine	20 mg씩 하루 2회, 총 6주간까지
프로톤 펌프 억제제 (proton pump inhibitor)	pantoprazole	40 mg씩 하루 1회, 총 8주간까지
	lansoprazole	15 mg씩 하루 1회, 총 8주간까지
	omeprazole	20 mg씩 하루 1회, 총 4-8주간까지
	dexlansoprazole	30 mg씩 하루 1회, 총 4주간까지

¤ 생활 습관의 개선

증상을 완화하기 위해서 카페인 섭취를 줄이고 취침 전 3시간 동안은 음식을 먹지 않는 것이 좋다. 취침 시 머리를 높게 하고, 조이는 옷이나 벨트를 피한다. 음식 섭취 후 곧바로 누워 있지 않는 것이 도움이 될 수 있다.

9) 갑상샘기능저하증/갑상샘기능항진증

(1) 국내·외 문헌 고찰

갑상샘 질환(thyroid disease)은 가임기 여성에서 많이 나타나는 질환이지만, 임신 중에 발생하는 호르몬 변화 및 대사량 증가로 갑상샘호르몬의 생리적 변화가 발생하기 때문에 갑상샘 이상의 진단과 치료가 비임신 시보다 어려울 수 있다. 갑상샘 기능 이상은 갑상샘자극호르몬(thyroid-stimulating hormone, TSH)과 갑상샘호르몬(thyroxine 4, T4)의 수치에 따라서 대표적으로 갑상샘기능항진증, 무증상 갑상샘기능항진증, 갑상샘기능저하증, 무증상 갑상샘기능저하증으로 분류된다. 미국 갑상샘학회(ATA, 2017)에서 갑상샘 자극호르몬(TSH)의 정상범위는 임신초기에는 2.5 mIU/L 이하, 임신 제2, 3 삼분기에는 3.0 mIU/L 이하로 보고하였으나, 임신 시에는 임신 주수, 나이, 요오드 복용에 따라 갑상샘자극호르몬의 수치가 변하기 때문에 진단을

위해 일관된 수치를 제시하기 어렵고 국내에서는 아직 합의된 정상범위가 없는 실정이다.[430]

갑상샘기능저하증은 1,000명당 2-3명 정도의 유병률을 보이고, 치료하지 않은 갑상샘기능저하증은 출생아의 신경인지 발육에 이상을 초래할 수 있음이 보고되었으나, TSH만 증가하고, free T4는 정상범위인 무증상 갑상샘기능저하증과 주산기 합병증 및 출생아의 신경인지 발육 및 낮은 IQ점수와의 관련성은 연구마다 다르게 보고되었다. 2017 미국 갑상샘학회에서는 TSH가 2.5-10 mIU/L인 경우 갑상샘 항체인 Thyroid peroxidase antibody(TPO)가 양성이면 치료를 고려해 볼 수 있음을 제시하였다(그림 14).[431] 그러나 2017년 미국의 National Institute of Child Health and Human Development Maternal Fetal Medicine Units Network 그룹에서 약 10만 명을 대상으로 진행한 무작위 연구에서는 무증상 갑상샘저하증에서 갑상샘 항체인 Thyroid peroxidase antibody (TPO) 양성인 경우 호르몬제 치료 여부가 주산기 예후 및 5년 후 출생아의 인지기능에 영향을 미치지 않는다는 결과를 보고하였다.[432] 2020년 미국 산부인과학회에서는 이를 바탕으로 TSH가 증가하였을 때 free T4 수치를 확인하여, 정상범위일 경우 진단된 무증상 갑상샘기능저하증에 대해서는 더 이상 추가 감별진단 및 치료를 하지 않도록 권고하고 있다(그림 15). 또한 갑상샘기능저하증의 치료 시에는 TSH 수치를 추적 관찰하며 정상범위로 유지할 수 있도록 치료용량을 조절해야 하는데, 2020년 미국 산부인과학회에서는 TSH 2.5 mIU/L 이하로 유지하도록 수치를 제시하고 있다.[433]

430 Alexander EK, Pearce EN, Brent GA, et al. 2017 2017 Guidelines of the American Thyroid Association for the diagnosis and management of thyroid disease during pregnancy and the postpartum. Thyroid. 27:315389.
431 Alexander EK, Pearce EN, Brent GA, et al. 2017 2017 Guidelines of the American Thyroid Association for the diagnosis and management of thyroid disease during pregnancy and the postpartum. Thyroid. 27:315389.
432 Casey BM, Thom EA, Peaceman AM, et al. Treatment of subclinical hypothyroidism or hypothyroxinemia in pregnancy. Eunice Kennedy Shriver National Institute of Child Health and Human Development MaternalFetal Medicine Units Network. N Engl J Med. 2017;376:81525.
433 American College of Obstetricians and Gynecologists 2020 Thyroid disease in pregnancy: ACOG practice bulletin, number 223. Obstet Gynecol. 135:e261e274.

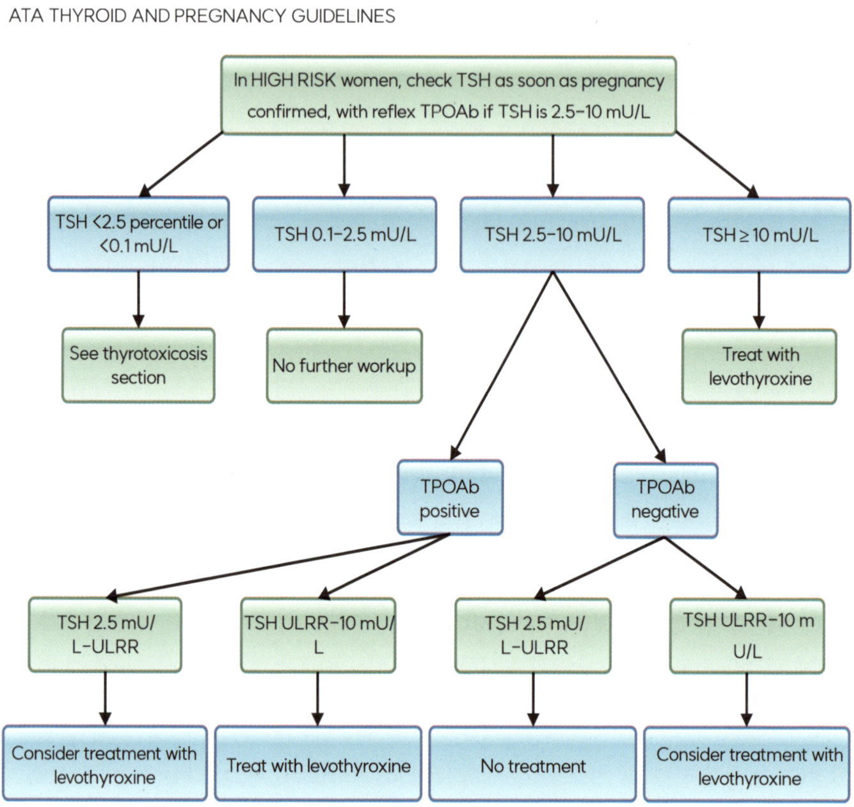

그림 14 임신 중 갑상샘 질환의 치료 가이드라인(미국 갑상샘학회)

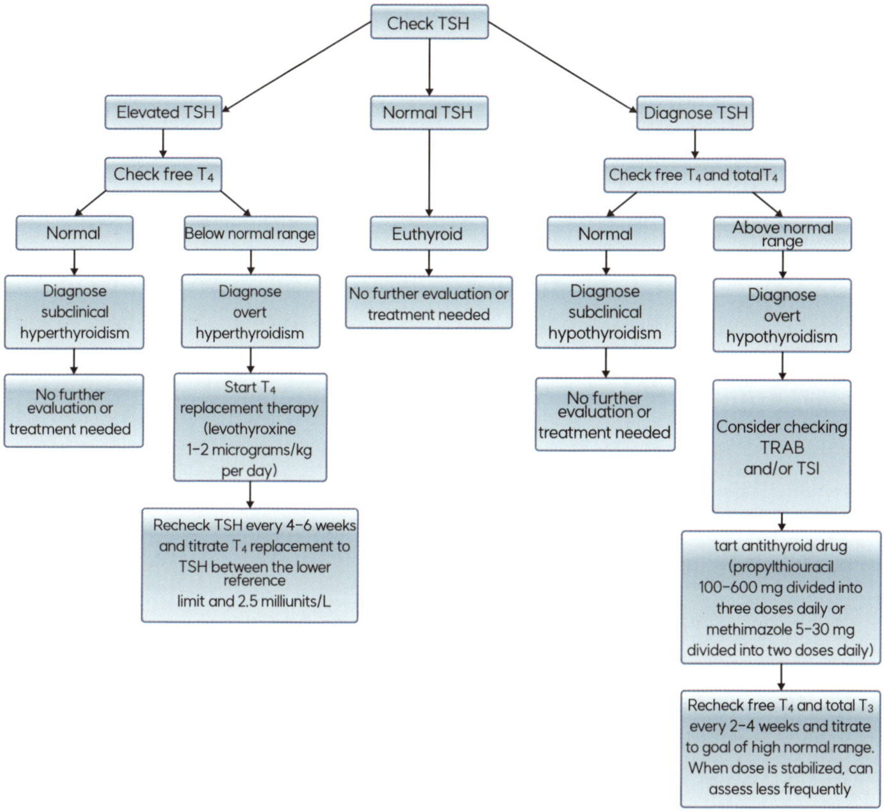

그림 15 임신 중 갑상샘 질환의 진단 및 치료 알고리즘(미국 산부인과학회)

(2) 갑상샘기능저하증. 갑상샘기능항진증이 임신 결과에 미치는 영향

가. 갑상샘기능항진증(hyperthyroidism)

임신 중 치료받지 않은 경우 임신부의 울혈성 심부전, 조기 태반박리, 감염, 갑상샘 중독 발작(thyroid storm)의 위험성이 증가한다. 태아의 경우 조산, 자궁 내 태아 성장 제한, 사산, 태아 및 신생아의 갑상샘기능항진증 · 저하증, 신생아 갑상샘종의 빈도가 증가한다.[434]

434 Patil-Sisodia, Komal, Jorge H. Mestman. Graves hyperthyroidism and pregnancy: a clinical update. Endocrine Practice. 2010;16(1):118-29.

나. 갑상샘기능저하증(hypothyroidism)

치료받지 않은 갑상샘기능저하증은 난임과 임신초기 유산과 관련성이 높으며, 임신 기간 중 임신성 고혈압/전자간증, 태반조기박리 및 사산의 높은 위험성과 관련이 있어 임신 중 적절한 치료가 중요하다. 현성 갑상샘기능저하증(overt hypothyroidism)이 있으면 임신 중 합병증(전자간증) 등으로 인한 조산, 저체중아, 그 외 신생아의 신경인지 발육에 이상을 초래할 수 있다고 보고되었으나 치료되거나 무증상 갑상샘저하증(subclinical hypothyroidism)의 경우는 이러한 관련성이 연구 결과마다 다르고, 아직 명확하지 않다.[435]

(3) 갑상샘기능저하증. 갑상샘기능항진증을 위한 적정 약물 사용

가. 갑상샘기능항진증

¤ **프로필티오우라실**(propylthiouracil, PTU)**과 메티마졸**(methimatzole)

임신 중 사용의 효과 면에서 두 약제 사이의 우월성이 보고된 적은 없으며 비임신 시에는 메티마졸이 우선시되나 피부무형성증(aplasia cutis), 식도폐쇄증과 같은 태아기형이 보고되어 임신 제1 삼분기에는 PTU 사용이 먼저 권고된다. 두 약제 모두 간독성이 있을 수 있지만, PTU의 간독성 위험성으로 인해 임신 제2, 3 삼분기 이후에는 다시 메티마졸로 변경하는 것이 고려되어야 하는데, 메티마졸 약제에 알레르기가 있거나 갑상샘 중독 발작이 있는 경우에는 PTU를 지속적으로 사용할 수 있다. PTU의 용량은 300-450 mg (100-150 mg x 3 /day)으로 주로 사용하며 조절하는데, 항갑상샘 약제의 간독성 및 태아독성 가능성이 있어, 갑상샘 기능을 정상으로 유지할 수 있는 최소의 용량으로 유지해야 한다. 치료에 대한 갑상샘 기능 반응은 혈중 자유 티록신(free T4) 농도로 판단한다.[436] 두 약제 모두 흔한 부작용으로는 가려움증과 과 피부발진이 있으며, 심각한 부작용으로 무과립구증(agranulocytosis)이 있다.

---

435 American College of Obstetricians and Gynecologists 2020 Thyroid disease in pregnancy: ACOG practice bulletin, number 223. Obstet Gynecol. 135:e261e274.

436 Alexander EK, Pearce EN, Brent GA, et al. 2017 2017 Guidelines of the American Thyroid Association for the diagnosis and management of thyroid disease during pregnancy and the postpartum. Thyroid. 27:315389.

나. 갑상샘기능저하증

¤ 티록신 제제

갑상샘 호르몬 투약을 치료로 하며, 티록신 제제인 levothyroxine (L-thyroxine, synthyroid)을 주로 이용한다. 임신을 준비하는 가임기 여성과 임신초기에는 갑상샘자극호르몬(TSH) 2.5 mIU/L 이하로, 임신 제2, 3 삼분기에는 3.0, 2.5 또는 3.0 mIU/L 이하를 목표로 하며, 가능한 한 빨리 적정농도를 유지할 수 있도록 4-6주 간격으로 TSH를 측정하며 용량을 조절한다. 일반적으로 하루 0.05-0.2 mg을 TSH 수치, 몸무게 등을 고려하여 투여한다. 치료 시작 후 1주 정도 내에 대개 적정 수준에 도달할 수 있으며, 임신 중 용량 증가에 대한 논란이 있으나, 태아에게는 별다른 영향을 주지 않는다.[437] 무증상 갑상샘저하증의 경우 현재까지 일률적인 levothyroxine 치료를 권장 또는 금지할 만한 증거가 없는 상태이지만, 갑상샘 자가 항체가 양성인 경우 치료를 고려해 볼 수 있다.[438]

다. 갑상샘기능저하증. 갑상샘기능항진증 치료 시 피해야 할 약물과 대체 약물

일반적인 갑상샘기능항진증의 치료로 방사선 동위원소를 이용한 치료는 임신 중 금기이다. 비임신 시에는 갑상샘기능항진증 치료로 메티마졸이 우선시되나 피부무형성증(aplasia cutis), 식도폐쇄증과 같은 태아 기형이 보고되어 임신 제1 삼분기에는 프로필티오우라실 사용이 우선 권고된다.

437 Landon M B, Galan H L, Jauniaux E R M, et al. Gabbe's obstetrics: Normal and problem pregnancies. 8th ed. ELSEVIER; 2020.
438 Alexander EK, Pearce EN, Brent GA, et al. 2017 Guidelines of the American Thyroid Association for the diagnosis and management of thyroid disease during pregnancy and the postpartum. Thyroid. 2017;27:315389.

10) 우울장애

(1) 국내·외 문헌 고찰

흔히 우울증이라고 불리는 주요 우울장애는 슬픔의 감정이 지속적으로 즐거움 또는 행복감을 가질 수 없는 것이 주 증상으로 하며, DSM-5 진단 기준에 따라 9가지 주요 증상(① 하루 중 대부분 우울한 기분, ② 거의 모든 일상 활동에 대한 흥미나 즐거움의 저하, ③ 현저한 체중 감소나 체중 증가 혹은 현저한 식욕 감소나 증가, ④ 불면이나 과다 수면, ⑤ 정신운동의 초조 또는 지체, ⑥ 피로감, 활력 상실, ⑦ 무가치함, 부적절한 죄책감, ⑧ 사고력이나 집중력의 감소, 우유부단함, ⑨ 죽음에 대한 반복적 생각이나 자살에 대한 생각, 자살 기도) 중 5개 이상의 증상이 거의 매일 연속적으로 2주 이상 나타날 경우로 한다. 평생 유병률이 17-20%에 달한다. 임신 시에는 초기부터 분만 후까지 신체적, 환경적인 변화(수면 패턴의 변화, 식욕의 변화, 과도한 피로 등)로 인해 우울증의 증상과 구별이 어려운 경우가 있다.[439]

미국 산부인과학회(ACOG, 2018)에서는 주산기 중 적어도 1번은 우울과 불안에 대해 표준화되고 검증된 검사법으로 선별검사를 시행할 것을 권하고 있다.[440] 임신 중 우울증을 치료하지 않을 경우 모체뿐 아니라 신생아에 미치는 영향으로 인해 임신 중에도 우울증의 치료는 지연되어서는 안 되며 권고된다. 임신 중 항우울제를 사용한 경우에 대한 여러 체계적 문헌 고찰을 통해 조산, 저체중아, 신생아 합병증 및 출생 후 적응증후군(postnatal adaptation syndrome) 등이 증가함이 보고되었으나,[441,442] 아직 임신 중 사용의 위험-이득을 고려할 때 항우울제는 임신 중 사용 가능한 치료 방법으로 고려할 수 있다.[443] 임신 중 가장 먼저 사용되는 항우울제로 세로토닌 수용체 억제제가 있으며, 이 중 파록세틴(proxetine)에 대해서는 임신 중 사용 시 심장 기형이 보고되어 임신 제1 삼분기에는 사용을 피할 것이 권고된다. 그러나

439 대한산부인과학회. 산과학. 제6판. 군자출판사; 2019.

440 American College of Obstetricians and Gynecologists. ACOG Committee Opinion No. 757: screening for perinatal depression. Obstet Gynecol. 2018;132(5):e208-12.

441 Ross LE, Grigoriadis S, Mamisashvili L, et al. Selected pregnancy and delivery outcomes after exposure to antidepressant medication: a systematic review and meta-analysis. JAMA psychiatry. 2013;70(4):436-43.

442 Byatt N, Deligiannidis KM, Freeman MP. Antidepressant use in pregnancy: a critical review focused on risks and controversies. Acta Psychiatrica Scandinavica. 2013;127(2):94-114.

443 Ray, Shona, Zachary N Stowe. The use of antidepressant medication in pregnancy. Best Practice & Research Clinical Obstetrics & Gynaecology. 2014;28(1):71-83.

최근 보고에서는 임신 제1 삼분기에 파록세틴을 포함하여 항우울제 노출이 태아 심장 기형 발생률을 증가시키지 않았다.[444] 단, 임신 20주 이후 파록세틴 사용 시 신생아 지속성 폐동맥 고혈압의 위험도가 6배까지 증가한다는 보고가 있어 임신 후반기에 사용 시 주의가 필요하다.[445] 임상에서 삼환계 항우울제(tricyclic antidepressants, TCA)와 모노아민 산화효소 억제제(monoamine oxidase inhibitors)는 덜 선택하고 있다.

(2) 우울장애가 임신 결과에 미치는 영향

¤ 임신 시 우울증을 치료하지 않을 경우

재발할 우려가 크며, 자연유산, 조산, 저체중아 위험이 높아질 수 있고, 태아의 기능항진, 불규칙한 심박수, 신생아의 코티솔 및 노르에피네프린 수치 증가, 도파민 수치 감소, 뇌파 변화, 스트레스 및 우울증 증가, 조기사망, 신생아 중환자실 입원율 증가, 어린이의 타액 코티졸 수치 증가, 내면화 및 외현화 문제 등이 발생할 수 있다.[446]

¤ 항우울제가 필요하지 않은 임신부에 비해 항우울제를 사용할 경우

조산/저체중아 비율, 낮은 1분/5분 아프가점수(apgar score)를 보였고, 신생아의 지속적인 폐고혈압, 불면증/졸림, 불안/과민성/지속적 울음, 수유량 저조/구토/설사, 체온조절 실패/저혈당, 호흡곤란/청색증 등의 증상을 포함한 출생 후 적응증후군의 비율이 높았다.[447] 따라서 임신 시 임의로 약을 중단하거나 지연시키면 안 되며 적극적인 약물치료가 필요하지만, 항우울제가 태아 및 신생아에 미칠 수 있는 영향에 대해 알고 있어야 한다.

---

444 Huybrechts KF, Palmsten K, Avorn J, et al. Antidepressant use in pregnancy and the risk of cardiac defects. New England Journal of Medicine. 2014;370(25):2397-407.
445 Chambers CD, Hernandez-Diaz S, Van Marter LJ, et al. Selective serotonin-reuptake inhibitors and risk of persistent pulmonary hypertension of the newborn. New England Journal of Medicine. 2006;354(6):579-87.
446 Gentile, Salvatore. Untreated depression during pregnancy: Short-and long-term effects in offspring. A systematic review. Neuroscience. 2017;342:154-66.
447 Ross LE, Grigoriadis S, Mamisashvili L, et al. Selected pregnancy and delivery outcomes after exposure to antidepressant medication: a systematic review and meta-analysis. JAMA psychiatry. 2013;70(4):436-43.

(3) 우울장애를 위한 적정 약물 사용

¤ **정신요법**(psychotherapy)

경증의 주요 우울장애 시 임신 중 첫 번째 치료로는 인지행동 치료 등을 포함한 정신요법으로 비약물적 치료를 먼저 적용해 보도록 권장된다.[448] 그러나 중증도 이상의 증상이 있거나, 약물적 치료를 선호하는 경우에 항우울제의 치료가 지연되어서는 안 된다.

¤ **선택적 세로토닌 재흡수 억제제**(selective serotonin-reuptake inhibitor, SSRIs)

항우울제로 임신 중 가장 먼저 고려되며, 플루옥세틴(fluoxetine), 파록세틴(paroxetine), 써트랄린(sertraline)이 포함된다. 이 중 파록세틴은 심실중격 결손증 같은 심장 기형률을 높일 수 있어 임신초기 노출된 경우, 임신 중기 정밀 초음파 검사가 필요하다.[449] 갑자기 선택적 세로토닌 재흡수 억제제 복용을 중단하는 경우에는 신생아에서 중추신경계, 호흡기계, 위장관계의 경증의 금단증상(mild transient withdrawal syndrome)이 발생할 수 있다(OR 9.53, 95% CI 1.14, 79.3).[450] 미국 산부인과학회에서는 임신 중이거나 임신을 계획하고 있는 경우 파록세틴의 사용을 피할 것을 권장하고 있다. 치료에 잘 반응하지 않거나, 재발하는 경우에는 다른 선택적 세로토닌 재흡수 억제제로 대체하는 것을 고려한다. 임신부에게 처방할 수 있는 선택적 세로토닌 재흡수 억제제의 종류와 태아에게 미치는 영향은 아래와 같다(표 32).[451]

---

448 Yonkers KA, Wisner KL, Stewart DE, et al. The management of depression during pregnancy: a report from the American Psychiatric Association and the American College of Obstetricians and Gynecologists. General hospital psychiatry. 2009;31(5):403-13.

449 ACOG Committee on Practice Bulletins--Obstetrics. ACOG Practice Bulletin: Clinical management guidelines for obstetrician-gynecologists number 92, April 2008 (replaces practice bulletin number 87, November 2007). Use of psychiatric medications during pregnancy and lactation. Obstet Gynecol. 2008;111(4):1001-20.

450 Costei AM, Kozer E, Ho T, et al. Perinatal outcome following third trimester exposure to paroxetine. Arch Pediatr Adolesc Med. 2002;156(11):1129-32.

451 한정열 외. 모태독성학. 제2판. 군자출판사; 2016. p 553.

표 32 임신부에게 처방할 수 있는 선택적 세로토닌 재흡수 억제제의 종류와 태아/신생아에 미치는 영향

성분	용량	태아/신생아에게 미치는 영향
플루옥세틴 (fluoxetine, 프로작®)	· 1일 1회 20 mg 오전에 투여 · 1일 20 mg 초과 시 1일 2회(아침, 정오) 투여 · 1일 최대 80 mg	태아 기형유발 및 장기적 신경발달에 영향을 미치지 않음. 그러나 임신 20주 이후 사용 시 신생아 폐고혈압의 위험을 증가시킬 수 있으며, 출생 후 신생아에서 중추신경계, 호흡기계, 위장관계의 경증의 금단증상(mild transient withdrawal syndrome)이 발생할 수 있음
파록세틴 (paroxetine)	· 1일 1회 50 mg 식사와 함께 투여 · 유지량 1일 50-100 mg 효과 불충분 시 50 mg씩 증량하여 1일 최대 200 mg · 충분한 치료를 위해서 2-4주간 치료 필요	
써트랄린 (sertraline)	· 1일 20 mg · 필요시 단계적으로 100 mg씩 증량 · 1일 최대 50 mg	

¤ 그 외 임신 중 항우울제의 사용

불안감, 초조함이 동반된 우울증(agitated depression)에서는 삼환계 항우울제와 같이 더 진정 효과가 있는 항우울제를 사용하는 것이 좋을 수 있다. 미르타자핀(mirtazapine)도 진정 효과가 있지만 임신 중 사용에 대한 데이터는 거의 없다. 입맛이 없거나 체중 증가가 정상적으로 이뤄지지 않는 경우 삼환계 항우울제와 일부 세로토닌 수용체 억제제가 식욕을 증가시키는 효과가 있을 수 있다. 발작이나 폭식증의 병력이 있는 경우 부프로피온(bupropion)을 사용해 볼 수 있다.[452]

¤ 삼환계 항우울제(tricyclic antidepressants, TCA)

임신 중 노출이 태아의 기형과 관련성이 없음이 보고되었으나, 불안감, 과민성, 드물게는 신생아 경련을 포함한 주산기 합병증 증가와 관련이 보고되었다. 임신 중 일반적인 1차 약제로 사용이 줄어들고 있다.[453]

452 Yonkers KA, Wisner KL, Stewart DE, et al. The management of depression during pregnancy: a report from the American Psychiatric Association and the American College of Obstetricians and Gynecologists. General hospital psychiatry. 2009;31(5):403-13.

453 Yonkers KA, Wisner KL, Stewart DE, et al. The management of depression during pregnancy: a report from the American Psychiatric Association and the American College of Obstetricians and Gynecologists. General hospital psychiatry. 2009;31(5):403-13.

11) 임신 중 전자간증 예방을 위한 저용량 아스피린의 복용

전자간증 발병의 고위험군에 속하는 여러 임신 중 다빈도 질환 및 임신 중 상태에서 전자간증 예방을 목적으로 비스테로이드성 소염진통제의 일종인 저용량 아스피린 복용이 권고되는 경우들에 대해 다시 모아 정리하였다.

아스피린(aspirin, acetylsalicylic acid)은 비스테로이드성 소염진통제에 속하며 프로스타글란딘 생성에 필요한 사이클로옥시게나제(cyclooxygenase-1, COX-1)와 사이클로옥시게나제-2 (COX-2)의 억제제로서 기능을 가진다. 이러한 기능은 아스피린의 용량에 따라 달라지는데, 저용량(60-150 mg/day)의 아스피린의 경우 COX-1에 대한 억제 기능 중 혈관의 확장과 혈소판 응집 억제 기능을 하는 프로스타사이클린(prostacyclin)의 생성에는 영향을 미치지 않지만, 혈관의 수축 및 혈소판의 생성에 관여하는 트롬복산 A2 (Thromboxane A2) 합성을 억제한다. 이보다 고용량의 아스피린의 경우 COX-1 및 COX-2 모두에 대한 억제 기능을 함으로써 모든 프로스타글란딘 생성을 저해하게 된다. 이러한 저용량 아스피린의 선택적 효과가 전자간증의 발생기전 중 프로스타사이클린(prostacyclin)과 트롬복산 A2 (thromboxane A2) 대사의 불균형에 영향을 미칠 수 있을 것이라는 이론적 근거를 바탕으로 이에 대한 연구가 시작되어 현재의 전자간증 예방 목적으로 저용량 아스피린을 사용하기까지 이르렀다. 다만, 전자간증의 기전은 프로스타사이클린/트롬복산 A2의 불균형으로만 설명되지 않고 그 외 혈관경련수축, 내피세포 기능 이상, 혈소판 및 응고 기능 이상, 비정상적 태반의 생성 및 태반 경색, 영양막 층에 대한 모체의 염증반응 이상 등이 제시되고 있으며, 초기 태반의 형성 및 전자간증의 예방에 대한 저용량 아스피린의 역할은 아직 완전히 설명되지는 않는다.

2000년대 후반 이후 주요 산부인과 단체들에서 임신 중 고혈압성 질환의 고위험군에서 전자간증 예방을 위한 아스피린 복용에 대한 권고사항을 제시하고 있다. 2011년 세계보건기구(WHO)에서는 전자간증의 고위험군을 대상으로 임신 20주 이전부터 75 mg/day의 저용량 아스피린 복용을 권고하였으며[454], 영국 국립보건임상

454 World Health Organization. WHO recommendations for prevention and treatment of pre-eclampsia and eclampsia. 2011.

연구원(National institute for health and care excellence, NICE) 가이드라인은 전자간증의 위험이 높은 여성의 경우(과거 임신 시 고혈압성 질환 과거력, 만성고혈압, 신장질환, 당뇨병 또는 자가면역질환 중 하나가 있는 경우) 임신 12주에 저용량 아스피린 복용을 시작하여 출산 때까지 계속 복용할 것을 권장한다.[455] 2013년 미국 산부인과학회에서도 전자간증 위험이 높은 여성(임신 34주 미만의 조산을 동반한 조기 발병 전자간증을 경험했거나 이전에 전자간증을 한 번 이상 경험한 적이 있는 여성의 경우)은 임신 제1 삼분기 후반에 저용량 아스피린 복용을 시작하고 출산 시까지 매일 계속 복용할 것을 권장했다.[456] 이후 2014년 USPSTF (US Preventive Services Task Force)는 저용량 아스피린 사용에 대한 적응증을 더 광범위하게 제시하였다. 여기에는 이전 임신 전자간증 과거력, 제1형 또는 제2형 당뇨병, 만성고혈압, 다태 임신, 자가면역질환 및 신장질환이 있는 여성이 포함되며 임신 12주에서 28주 사이부터(가능하면 임신 16주 이전부터) 저용량 아스피린(81 mg/day)을 투약하기 시작하여 출산 시까지 복용할 것을 권고하였다.[457,458] 이후 미국 산부인과학회 및 미국 모체태아의학회도 이처럼 저용량 아스피린 적응증을 확장한 가이드라인을 지지하며 사용을 권고하였다.[459] 이를 정리하면 아래 표와 같다(표 33). 현재 국내에서 처방할 수 있는 아스피린 제제의 용량은 100 mg으로, 81 mg 제제는 사용이 불가하다.

---

455 National Collaborating Centre for Women's and Children's Health (UK). Hypertension in pregnancy: the management of hypertensive disorders during pregnancy. London: RCOG Press; 2010.

456 Hypertension in pregnancy. Report of the American College of Obstetricians and Gynecologists' Task Force on hypertension in pregnancy. Obstet Gynecol. 2013;122:1122-31.

457 LeFevre, Michael L, US Preventive Services Task Force. Low-dose aspirin use for the prevention of morbidity and mortality from preeclampsia: US Preventive Services Task Force recommendation statement. Ann Intern Med. 2014;161(11):819-26.

458 Henderson JT, Vesco KK, Senger CA, et al. Aspirin use to prevent preeclampsia and related morbidity and mortality: updated evidence report and systematic review for the US Preventive Services Task Force. JAMA. 2021;326:1192-206.

459 Gestational hypertension and preeclampsia. ACOG Practice Bulletin No. 222. American College of Obstetricians and Gynecologists. Obstet Gynecol. 2020;135:e237–60.

표 33 전자간증 위험 요인에 따른 임신 중 저용량 아스피린의 권고사항

전자간증 고위험군	권고사항
이전 임신에서 전자간증이 진단, 다태아 임신, 임신 20주 이전에 진단된 만성 고혈압, 당뇨병 임신, 신장질환, 전신 홍반 루푸스 또는 항인지질항체증후군과 같은 자가면역질환자	1개 이상 해당 시 저용량 아스피린 복용 권고
전자간증 중등도위험군	**권고사항**
미분만부, 비만(BMI 30 초과), 전자간증의 가족력, 사회경제적 위험요인, 35세 이상 고령 산모, 이전 임신이 안 좋은 주산기 예후(저출생 체중, 임신 사이 기간이 10년 이상인 경우, 주산기 합병증)가 있었던 경우	2개 이상 해당 시 저용량 아스피린 복용 고려

저용량 아스피린(60-150 mg)의 경우 다른 비스테로이드성 소염진통제와 다르게 임신 제3 삼분기에 복용을 하더라도 태아의 동맥관 조기 폐쇄와 관련이 없는 것으로 보고되었다.[460] 또한 전자간증 예방을 위한 저용량 아스피린에 대한 USPSTF 보고서에 따르면 저용량 아스피린 복용이 태반조기박리(11개 시험[23,332명], RR 1.17, CI 0.93-1.48), 산후출혈(9개 시험[22,760명], RR 1.02, CI 0.96-1.09) 및 출혈량(5개 시험[2,478명], RR 보고되지 않음)을 증가시키지 않는 것으로 확인하였다.[461] 최근 보고된 메타분석에 따르면 임신 제3 삼분기 동안 저용량 아스피린의 복용이 신생아의 뇌 내 출혈(10개 시험[26,184명])이나 다른 출혈성 합병증(8개 시험[27,032명]) 역시 증가시키지 않는 것으로 확인하였다.[462]

460 SIBAI, BAHA M MD, MIRRO, et al. Low-dose aspirin in pregnancy. Obstetrics & Gynecology. 1989;74(4):551-7.
461 Henderson JT, Whitlock EP, O'Connor E, et al. Low-dose aspirin for prevention of morbidity and mortality from preeclampsia: a systematic evidence review for the U.S. Preventive Services Task Force. Ann Intern Med. 2014;160:695703.
462 Duley L, Henderson-Smart DJ, Meher S, et al. Antiplatelet agents for preventing preeclampsia and its complications. Cochrane Database of Systematic Reviews. 2007, Issue 2. Art. No.:CD004659.

2. 임신 중 다빈도 중요 질환과 안전 약물 사용 요약

다빈도 중요 질환	질환에 따른 부정적 임신 결과	약물 외 관리	안전한 약물	피해야 하거나 주의가 필요한 약물
당뇨 질환: 당뇨병 여성이 임신한 경우, 임신성 당뇨병	· 국내 임신성 당뇨병의 빈도는 5.7-9.5% (2009-2011년)이고, 당뇨병 임신은 0.4%로 임신 중 당뇨 질환은 증가 추세임 · 임신성 당뇨병이 미치는 영향: 임신 중 고혈압성 질환, 거대아, 제왕절개 분만율, 어깨 탓 난산, 분만손상, 신생아 저혈당증, 고빌리루빈혈증, 신생아집중치료실 입원 증가 · 당뇨병 임신이 미치는 영향: 전자간증 및 심혈관계/신장 질환의 악화, 감염, 자연유산, 태아 기형, 태아 성장 제한, 조산, 사산, 출생 후 호흡곤란 증후군, 저혈당증, 성인기 비만 및 제2형 당뇨병	· 적정 혈당 유지를 위한 식이 조절과 운동요법 식이 권고사항 · 하루 세 끼의 식사와 3번의 간식 · 열량 배분: 아침에 25%, 점심 30%, 저녁 30%, 취침 전 15%로 배분 · 열량 섭취: 탄수화물 40-50%, 단백질 20%, 지방은 30-40%로 하며, 포화지방은 10% 미만으로 하고, 불포화지방산을 10%까지 증가시킨다. 정상체중을 기준으로 35 kcal/kg로 하며 (2,000-2,400 kcal/day), 체중 감량은 권하지 않음 · 임신성 당뇨병의 경우 많은 경우에서 식이요법과 운동요법으로 혈당이 조절되나 15-30%의 환자에서는 약물요법이 필요할 수 있음	· 인슐린(insulin): 지속형 인슐린, 속효성 인슐린 · 인슐린 유사제(insulin lispro, insulin aspart, insulin detemir) · 저용량 아스피린 (low dose aspirin): 전자간증의 예방	· 경구혈당강하제(글리부라이드 [glyburide], 메트포르민[metformin]): 최근 인슐린과 함께 1차 약제로 사용 가능함이 제시되고 있지만 유산, 태아 기형, 사산과의 관련성은 없으나 장기적인 안전성이 확립되지 않아 일차로 권고되진 않음

고혈압 질환: 만성고혈압, 임신성 고혈압, 전자간증, 자간증, 가중합병전자간증	· 임신 중 합병된 고혈압 질환은 약 5-10%의 임신부에서 발생하며, 모성 사망 및 이환의 두 번째로 흔한 주요 질환 · 전신적 경련(자간증), 다발성 장기 손상, 신경학적 손상, 폐부종, 뇌출혈 · 태반조기박리, 태아 성장 제한, 조산, 저출생체중	· 임신 초기부터 주기적인 산전 진찰과 혈압 관찰 · 이전 임신성 고혈압 질환, 청소년 임신, 비만, 당뇨는 임신 중 고혈압 질환의 위험요인으로 계획 임신과 임신 전 혈압 및 체중 관리가 필요	· 경구용 항고혈압제: 니페디핀(nifedipine), 라베탈롤(labetalol) · 정주 또는 근주용 항고혈압제: 하이드랄라진[hydralazine], 라베탈롤[labetalol])-주로 급성기 고혈압 조절을 위해 특히 입원 시 사용 · 마그네슘 황산염(magnesium sulfate): 경련의 예방 · 저용량 아스피린(low dose aspirin): 전자간증 예방	· 안지오텐신 전환효소 억제제(angiotension converting enzyme inhibitors): 경구용 항고혈압제로 임신 제2, 3 삼분기 사용 시 양수과소증, 태아 성장 제한, 골격기형, 동맥관 개존, 폐형성 부전 등의 부작용이 있음 · 이뇨제: 폐부종이 의심되거나 진단된 경우에 제한적으로 사용해야 함
피부질환: 여드름, 가려움증	· 입덧이 심한 경우 임신 과다구토가 나타날 수 있고 이는 산모의 급성신장손상, 우울감 및 불안감, 횡격막 파열, 식도파열, 저칼륨 혈증, 티아민결핍, 기흉, werniche 혼수 · 저체중, 조기진통, 태반조기박리, 전자간증과의 연관성도 보고됨	입덧 완화를 위한 식이 방법 · 한두 시간마다 소량씩 자주 섭취 · 식사와 스낵에 단백질 보충 · 차고 맑고, 신 음료(하루 2 L), 이온 음료 섭취 · 고형식과 액체는 분리하여 섭취, 음식을 먹은 후 마시기 전까지 20-30분 기다릴 것 · 위에 부담이 되지 않는 부드러운 음식 섭취(바나나, 쌀, 토스트 등)	· 디클렉틴(diclectin®, 피리독신+독시라민): 1차 약제로 하루 총 4알까지 가장 먼저 사용해 볼 수 있음(최대 12알까지도 부작용 없이 사용 가능) · 메토클로프라마이드(metoclopramide)	· 온단세트론(ondansetron): 세로토닌 길항제로 1차 약제에 효과가 없거나 탈수 소견이 보이는 경우 사용해 볼 수 있음. 모체에서 심장이상과 자율신경 이상 등의 세로토닌 증후군을 유발할 가능성이 있어 타 약제와 함께 복용 시 주의 필요

호흡기질환 : 감기, 인플루엔자 등 호흡기 감염	· 임산부의 폐렴과 같은 질환 악화 및 이로 인한 중환자실 입원의 증가 · 자연유산, 사산, 조산의 증가 및 고열에 의한 태아 기형(구순열) 위험성	· 모든 임산부에서 유행 절기인 10월에서 다음 해 5월 사이에 인플루엔자 예방접종이 권고	· 아세트아미노펜(acetaminophen; paracetamol, 타이레놀®): 해열진통제로 3주 이상 장기간 사용하지 말 것 · 오셀타미비르(oseltamivir, 타미플루®), 자나미비르(zanamivir): 항바이러스제로 임신부가 인플루엔자 감염자와 접촉하였거나 인플루엔자 감염이 의심되는 경우, 예방접종 여부나 진단검사 학적인 검사결과의 여부에 관계없이도 인플루엔자에 대한 항바이러스치료제의 투약이 권고됨 · 레보드로프로피진(levodropropizine): 진해거담제로 동물실험에서 선천 기형 위험은 증가하지 않았으나, 인간 대상 연구 근거는 아직 부족 · 아세틸시스테인(acetylcysteine):진해거담제로 제한된 연구지만 동물과 인간 대상 연구에서 태아의 기형유발 확인되지 않음 · 브롬헥신(bromhexine), 암브록솔(ambroxol): 진해거담제로 동물에서 고용량 투여 시 기형유발 및 생식독성평가에서 안심할 수 있는 결과 확인	· 비스테로이드성 소염진통제(nonsteroidal anti-inflammatory agents, NSAID): 임신 초기 12주 이내에 1주 이상 사용한 경우 유산의 증가 및 선천성 기형의 증가. 임신 후반기 사용 시 태아의 동맥관 조기 폐쇄 및 태아 신기능 감소와 양수과소증을 초래할 수 있음 · 코데인(codein): 태아의 선천 기형에 미치는 영향이 크지 않지만, 마약성 진통제로 주의를 기울여야 함 · 슈도에페드린(pseudoephedrine): 비충혈제로 흔히 사용되는 약제로 선천 기형 유발 가능성으로 임신 중 사용은 권고되지 않음 · 염화암모늄(ammonium chloride): 복합감기약으로 임신 말기 사용 시 일시적인 임신부의 산증, 자궁 혈류 감소를 일으킬 수 있음

비뇨생식기 질환: 방광염, 급성신우신염	· 무증상 세균뇨를 치료하지 않으면 25-30%에서 급성 방광염이나 급성신우신염으로 진행할 수 있으며, 조산 및 저출생 체중아의 위험 증가	임신 중 무증상 세균뇨도 치료해야 하므로 임신 중 세균뇨에 대한 선별검사를 시행할 수 있음	· 암피실린(ampicillin) · 아목시실린(amoxicillin) · 세파렉신(cefalexin), 세프트리악손(ceftriaxone), 세페핌(cefepime) · 에리스로마이신(erythromycin) · 겐타마이신(gentamycin)	· 니트로푸란토인(nitrofurantoin): 임신 초기, 임신 중 요로감염 시 다른 항생제를 사용할 수 없는 경우에는 일차적으로 사용해 볼 수 있음. 임신 초기 사용 시 심장 결손, 구개열의 기형이 보고되었으나 인과관계가 확인되지 않음. · 테트라사이클린(tetracycline), 독시사이클린(doxycycline): 임신 25주 이후 사용 시 치아의 착색 및 뼈 생성에 영향 · 퀴놀론계 항생제 (시프로플록사신[ciprofloxacin], 오플록사신[ofloxacin]): 동물실험에서 연골 독성이 확인되었으나 임신 중 부정적 영향 보고된 적은 없음 · 설파메톡사졸/트리메토프림(sulfamethoxazole+trimethoprim, 셉트린®): 이론적으로 신경관 결손, 구개열 유발할 수 있으나 보고된 적 없음
비뇨생식기 질환: 질염	자궁 내 상행감염, 조산을 증가 시킬 수 있음	임신 중 증상이 있는 질염에 대해서는 정확한 진단과 적절한 치료가 권고됨. 증상이 없는 질염 치료의 이득은 명확하지 않음	· 메트로니다졸(metronidazole): 증상이 있는 세균성 질증, 트리코모나스 질염 · 클린다마이신(clindamycin): 증상이 있는 세균성 질증 · 니스타틴(nystatin), 클로트리마졸(clotrimazole, 카네스텐®), 설타코나졸(sertaconazole, 더모픽스®) 국소 용법: 외음부 및 질 칸디다증 · 아시클로버(acyclovir), 발라시클로버(valacyclovir): 외음부 및 질 헤르페스 바이러스 감염	· 플루코나졸(fluconazole): 외음부 및 질 칸디다증에 사용하는 경구용 제제로 임신 중에 권고되지 않음 · 티니다졸(tinidazole): 트리코모나스 질염에 사용하며 아직 데이터가 충분하지 않아 임신 중 사용이 권고되지 않음

자가면역 질환: 전신홍반 루푸스	· 루푸스의 악화, 신장염, 정맥 혈전 색전증, 전자간증 · 유산, 사산, 태아 성장 제한, 조산, 신생아 전신홍반루푸스		· 저용량 아스피린(low dose aspirin): 전자간증 예방 · 히드록시클로로퀸(hydroxychloroquine): 항말라리아 약제	· 비스테로이드성 소염진통제(nonsteroidal anti-inflammatory agents, NSAID): 임신 12주 이내 또는 초기에 1주 이상 사용한 경우 유산의 증가 및 선천성 기형의 증가. 임신 후반기 사용 시 태아의 동맥관 조기 폐쇄 및 태아 신기능 감소와 양수과소증을 초래할 수 있음 · 코르티코스테로이드(corticosteroid)(프레드니손[prednisone], 프레드니솔론[prednisolone], 하이드로코티손[hydrocortisone], 덱사메타손[dexamethasone], 메틸프레드니솔론): 위중한 상태일 경우나 다른 약제에 반응이 없는 경우에만 사용 가능. 일부 연구에서 구개열 및 태아 성장 제한이 보고됨 · 면역 억제제(아자티오프린[azathioprine])
자가면역 질환: 항인지질 항체증후군	· 혈관색전증, 조발형 전자간증 · 반복유산, 태아 성장 제한, 자궁 내 태아 사망	정기적인 산전관리 및 약제의 규칙적인 투약	· 저용량 아스피린(low dose aspirin) + 미분획화/저분자량 헤파린(unfractionated heparin/low molecular weight; LMWH, enoxaparin®): 전자간증의 예방 및 혈전증의 예방	· 와파린(warfarin) : 안면기형 및 태아 성장 제한 등 임신 중 사용 시 태아에게 와파린 증후군이 나타날 수 있어 금지 · 면역글로불린(IVIG) : 선천기형과 관련은 없는 것으로 예상하나 비용-효과 면에서 사용이 일차적으로 권고되지는 않음

조기진통 (preterm labor), 37주 이전의 조기양막파수	조산, 융모양막염, 조기태반박리 저출생체중아, 조산아(미숙아), 신생아중환자실 입원, 신경계 발달장애, 호흡기계 합병증	이전 조산 병력, 짧은 자궁경부 길이 및 자궁경부 무력증 등 조산의 위험요인에 대한 조기진단을 위해 정기적인 산전 진찰이 중요함	1. 자궁수축 억제제: 산전 태아의 폐 성숙을 위한 코르티코스테로이드 치료 목적으로 분만을 지연시키기 위해 사용하며 각 약제의 부작용 및 금기증을 주의하여 사용해야 함 · 아토시반(atosiban, 트랙토실®) · 리토드린(ritodrine, 유토파®) · 니페디핀(nifedipine) · 마그네슘 황산염(magnesium sulfate) 2. 마그네슘 황산염(magnesium sulfate): 임신 32주 이전 또는 임신 34주 이전 조산이 예상될 때 태아 신경보호 목적으로 단기간 투여 3. 항생제: 37주 이전 조기 양막파수가 진단되었거나 B군 용혈연쇄구균 보균자일 때 사용 · 37주 이전 조기양막파수의 경우: 암피실린(ampicillin), 아목시실린(amoxicillin), 에리스로마이신(erythromycin), 세프트리악손(ceftriaxone)+클라리트로마이신(clarithromycin)+메트로니다졸(metronidazole), 아지트로마이신(azithromycin) · B군 용혈연쇄구균 보균자일 경우: 페니실린 G (penicillin G), 암피실린(ampicillin), 세파졸린(cefazolin), 클린다마이신(clindamycin) 4. 경질 프로게스테론(progesterone): 조산 예방의 목적으로 조산 병력 또는 짧은 자궁경부 길이가 확인된 임신부의 임신 16-36주 사이에 질 내 투여 5. 코르티코스테로이드(corticosteroid) (덱사메타손[dexamethasone], 베타메타손[betamethasone]): 조산이 예상되는 경우 태아의 폐 성숙 촉진 목적으로 사용	1. 자궁수축 억제제 · 마그네슘 황산염(magnesium sulfate): 치료의 효과가 명확하지 않음. 태아 골형성 장애에 대한 우려로 5일 이상 장기간 사용은 피해야 함 · 리토드린(ritodrine, 유토파®): 금기증과 부작용에 주의하여 사용 · 비스테로이드성 소염진통제(nonsteroidal anti-inflammatory agents, NSAID): 임신 12주 이내 또는 초기에 1주 이상 사용한 경우 유산의 증가 및 선천성 기형의 증가. 임신 후반기 사용 시 태아의 동맥관 조기 폐쇄 및 태아 신기능 감소와 양수과소증을 초래할 수 있음 2. 항생제 · 37주 이전 조기양막파수의 경우 아목시실린-클라불란산: 신생아 괴사성 장염의 증가 · B군 용혈연쇄구균 보균자일 경우 에리스로마이신(erythromycin): 내성균으로 더는 권고되지 않음 3. 코르티코스테로이드(corticosteroid): 정기적인 반복투여는 권고되지 않음.

역류성 식도염	임신 중 매우 흔하며, 자주, 오랫동안 불편할 수 있음. 심할 경우 출혈, 바렛식도, 삼킴 곤란 등이 드물지만 발생	생활습관의 개선: 증상 완화를 위해 카페인 섭취를 줄이고 취침 전 3시간 동안은 음식을 먹지 않기. 취침 시 머리를 높게 하고, 조이는 옷이나 벨트를 피하기. 음식 섭취 후 곧바로 누워 있지 않은 것이 도움이 될 수 있음	· 파모티딘(famotidine): 히스타민 수용체 길항제 · 제산제(알루미늄, 마그네슘, 칼슘 포함 제재, 알마게이트[aluminium, 알마겔®], 수크랄페이트[sucralfate]) · 판토프라졸(pantoprazole), 란소프라졸 (lansoprazole), 덱스란소프라졸(dexlansoprazole), 오메프라졸(omeprazole) 프로톤 펌프 억제제: 증상이 심할 때 사용해 볼 수 있음	· 라니티딘(ranitidine): 히스타민 수용체 길항제, 발암성 물질 검출 · 시메티딘(cimetidine): 히스타민 수용체 길항제, 항안드로젠 효과 가능성 · 니자티딘(nizatidine): 히스타민 수용체 길항제, 동물실험에서 태아 독성 가능성 · 중탄산나트륨을 포함한 제산제: 대사성 알칼리혈증 유발 가능
갑상샘 기능 저하증	· 난임, 유산, 임신성 고혈압/전자간증, 태반조기박리, 사산, 조산, 저출생 체중아, 신생아의 신경/인지발육 저하		· 티록신 제제(levothyroxine, L-thyroxine, synthyroid®)	
갑상샘 기능 항진증	· 산모의 울혈성 심부전, 조기태반박리, 감염, 갑상샘 중독발작 (thyroid storm)의 위험 · 조산, 태아 성장 제한, 사산, 태아와 신생아의 갑상샘 기능 항진증/저하증, 신생아 갑상샘종의 증가		· 프로필티오우라실(propylthiouracil, PTU): 메티마졸의 태아 기형 위험으로 임신 제1 삼분기에 프로필티오우라실이 우선으로 권고됨 · 메티마졸(methimatzole): 프로필티오우라실의 간독성에 대한 우려로 임신 제2, 3 삼분기에 메티마졸로 변경이 권고됨	· 프로필티오우라실(propylthiouracil, PTU): 간독성에 대한 우려로 임신 제2, 3 삼분기에 메티마졸로 변경이 권고됨 · 메티마졸(methimatzole): 태아 기형 위험으로 임신 제1 삼분기에는 사용이 권고되지 않음

우울장애	· 임신 시 우울증을 치료하지 않을 경우: 재발 우려가 크며, 자연유산, 조산, 저체중아 위험이 커질 수 있고, 태아의 기능항진, 불규칙한 심박수, 신생아의 코티솔 및 노르에피네프린 수치 증가, 도파민 수치 감소, 뇌파 변화, 스트레스 및 우울증 증가, 조기 사망, 신생아 중환자실 입원율 증가, 어린이의 타액 크티졸 수치 증가 등이 발생할 수 있음 · 항우울제가 필요하지 않은 산모에 비교해 항우울제를 사용할 경우: 조산/저체중아, 신생아의 낮은 1분/5분 아프가 점수. 또한, 출생 후 신생아의 지속적인 폐고혈압, 불면증/졸림, 불안/과민성/지속적 울음, 수유량 저조/구토/설사, 체온조절 실패/저혈당, 호흡곤란/청색증 등의 증상을 포함한 출생 후 적응증후군의 비율이 높음	· 임신 중 우울증을 치료하지 않으면 모체뿐 아니라 신생아에 미치는 영향으로 인해 임신 중에도 우울증의 치료가 지연되어서는 안 됨 · 정신요법: 경증의 주요 우울장애 시 임신 중 첫 번째 치료로는 인지 행동 치료 등을 포함한 정신요법으로 비약물적 치료를 먼저 적용해 보도록 권장 · 임신 시 임의로 약을 중단하거나 지연시키면 안 되며 적극적인 약물치료가 필요하지만, 항우울제가 태아와 신생아에 미칠 수 있는 영향을 고려하여 효과를 기대할 수 있는 가장 낮은 용량을 사용해야 함	· 세로토닌 수용체 억제제(selective serotonin-reuptake inhibitor, SSRI)-(플루옥세틴[fluoxetine], 써트랄린[sertraline]): 태아 기형유발 및 장기적 신경발달에 영향을 미치지 않음. 임신 20주 이후 사용 시 출생 후 신생아에서 폐고혈압 위험 및 경증의 금단증상이 나타날 수 있음 · 부프로피온(bupropion): 발작이나 폭식증의 병력이 있는 경우 · 삼환계 항우울제(tricyclic antidepressants, TCA): 진정 효과가 더 필요하거나 세로토닌 수용체 억제제에 반응이 없을 때 사용	· 파록세틴(paroxetine): 세로토닌 수용체 억제제으로 임신 초기 노출 시 태아 심장 기형에 대한 우려 · 미르타자핀(mirtazapine): 임신 중 사용에 대한 데이터 부족

CHAPTER 05

모유수유 중 다빈도 중요 질환

¤ 모유수유 시 약물의 안전성 평가[463]

수유 중 복용한 약물이 모유로 통과하는 데 여러 가지 요인이 관여한다. 모유는 수유부의 혈액으로부터 만들어진다. 따라서 모유를 구성하는 성분, 수유부 측 요인, 영아의 상태 그리고 약물의 특성 등이 관여하여 혈액과 모유 내 약물의 농도를 결정되게 한다. 예를 들어 모유의 성분 중 지질(lipid) 성분이 많을수록 더 높은 농도의 약물이 모유로 나가게 되며, 수유부가 약물을 대사시키는 신장과 간 기능에 따라서 영향을 받으며, 약제의 투약 경로에 따라서 모유 내 약물의 농도가 달라진다. 국소적으로 바르거나, 흡입제로 사용된 약제는 수유부의 혈액 내 농도가 매우 낮아서 모유로 가는 양이 거의 없다. 영아가 미숙아, 신생아(생후 1개월 미만), 임상적으로 불안정한 아기가 모유 내 약물에 영향을 크게 받을 수 있는 고위험군으로 주의를 기울여야 한다. 약물 요인은 경구 생체 이용률, 분자량, 단백 결합 정도, 지질 용해도, 반감기, pKa (약물의 이온화와 비이온화가 평행상태인 pH), 그리고 체내 분포용적 등이 관련된다. 즉, 약제가 분자량이 작고(200 dalton 미만), 경구 생체 이용률이 높아 흡수율이 좋고, 단백결합이 적고 지질 용해도가 높은 약제일수록 모유로 많이 나가게 된다. 또한 반감기가 길고, pKa가 높은 경우 그리고 체내 분포용적이 적은 약제일수록 모유 내 농도가 높게 유지된다.

이러한 수유부를 위한 약제를 선택할 때 약물의 안전성을 평가하는 수치로써 모

463 한정열 외. 제2장 모유수유 중 약물 및 케미칼. 모태독성학. 제3판. 군자출판사; 2022. pp. 812-8.

유 대 혈장비(milk to plasma ratio, M/P ratio), 혹은 상대적 영아용량(relative infant dose, RID)이 널리 사용되고 있다. 일반적으로 모유 대 혈장 내 약물의 비가 1 미만인 경우, 약제가 영아에서 상대적 용량(모유로 영아가 복용한 약용량/ 수유부의 복용 용량)이 10% 미만인 경우 수유 중 영아에게 안전하며 25% 이상인 약제는 피해야 한다고 권고된다.

¤ 모유수유 시 약물의 위험 평가 분류

수유 중 약물의 안전성을 평가하여 분류하는 방법은 여러 가지가 있으며 그중 많이 사용되고 있는 분류가 lactation risk category이다. Thomas hale 박사는 모유의 약물 효과에 대한 광범위한 연구를 통해 각 약물에 대해 가장 안전한(L1) 면에서 위험한(L5) 등급으로 분류하였다.[464]

약제에 대한 수유 중 안전성은 정보를 제공하는 정보원에서 정의하는 기준에 따라 다양하게 분류되고 있다. 예를 들어 임신과 수유 중 약제의 안전성에 대한 서적인 "Briggs Drugs in Pregnancy and Lactation"에서는 수유 중 안전성에 대하여 다음과 같이 약제를 분류하고 있다.[465]

표 34 모유수유 시 약물의 위험 평가 분류

분류	내용
L1 Safest	신생아에게 부작용이 없음을 입증하는 광범위한 증거가 있거나, 영아의 경구로 생체 이용이 되지 않는 경우
L2 Safer	영아에게 부작용이 증가하지 않는 제한된 증거가 있음
L3 Moderately safe	수유부에 대한 연구는 없지만 부작용 가능성이 있으나, 치명적인 위험을 줄 만한 부작용이 나타나지 않은 경우. 개별 상황을 고려하기 위해 추가 평가가 필요함
L4 Possibly hazardous	영아에 대한 위험의 증거가 있거나 모유량 감소에 대한 위험이 있는 약제. 하지만 수유부에서 사용 시 이익이 영아에 대한 위험에도 불구하고 받아들여질 정도인 경우
L5 Contraindicated	영아에 심각한 위험이 있는 약물 혹은 심각한 손상을 줄 수 있다는 보고서가 있는 경우. 수유 중 금기가 되는 약제

464 Hale Thomas W, et al. Hale's Medications & Mothers' Milk 2021: A Manual of Lactational Pharmacology. 19th ed. Springer Publishing Company; 2020.

465 Briggs Gerald G, et al. Brigg's Drugs in pregnancy and Lactation: A reference Guide to Fetal and Neonatal Risk. 12th ed. Lippincott Williams & Wilkins; 2021.

이 외에도 수유 중 약물의 안전성에 대한 정보를 제공하는 온라인 사이트로 LactMed (운영:U.S. national library of medicine),[466] MotherToBaby (organization of teratology information specialists, OTIS), Infant risk Center (texas tech university health sciences center, TX), Motherisk (hospital for sick children, Toronto Canada) 등이 있으며 약제에 대한 안전성을 category로 분류하지 않고 참고 문헌에 근거하여 서술식으로 평가하고 있다.

본 보고서에서는 모유수유 중 중요한 질환의 치료제에 대하여 수유 중 안전성을 평가하는 데 있어서 서적으로 Hale's Medications & Mothers'Milk™ 와 Briggs'Drugs in pregnancy and lactation, 그리고 On-line site로 Lactmed를 참조하여 작성하였다.

¤ 모유수유 시 금기되는 약제와 질환

신생아가 갈락토오스혈증(galactosemia)인 경우이거나, 수유부에서 후천성 면역결핍증을 일으키는 바이러스에 감염된 경우, 활동성 결핵을 치료하지 않고 있거나, 항암제나 방사성 의약품을 투여 받고 있거나, 특정 약제를 복용하는 경우 모유수유가 금기이다. 모유수유 시 금기인 약제는 amphetamine, cocaine, heroin, 마리화나, phencyclidine과 같은 마약류 약제와 bromocriptine, ergotamine, nicotine, lithium, amiodarone이다.[467,468]

표 35 모유수유 중 약물 안전성에 대한 분류

분류	내용
compatible	약물이 모유로 많이 나오지 않거나, 수유 중 사용할 경우 유아에게 독성을 유발하지 않을 것으로 예상됨
hold breastfeeding	모유로 약물이 배출되는지 여부에 상관없이 약물 치료의 모성 이점이 유아에게 모유수유 이점을 능가함. 수유모의 치료가 완료되거나 약제가 수유모의 체내에서 안전한 수준으로 제거될 때까지 수유 중단함

466 NIH[Internet]. Drugs and Lactation Database (LactMed®). Available from: https://www.ncbi.nlm.nih.gov/books/NBK501922/
467 김애란. 모유수유와 약물요법. Hanyang Medical Reviews. 2010;30(4):1-8.
468 Dillon AE, Wagner CL, Wiest D, et al. Drug therapy in the nursing mother. Obstetrics and Gynecology Clinics of North Am. 1997;24(3):675-96.

no (limited) human data: probably compatible	인체 데이터가 없거나 제한됨. 사용 가능한 데이터에 따르면 수유 중인 유아에게 중대한 위험을 나타내지 않음
no (limited) human data: potential toxicity	인체 데이터가 없거나 제한됨. 약물의 특성상 수유아에게 임상적으로 중요한 위험을 나타낼 수 있음. 모유수유는 권장되지 않음
human data suggest potential toxicity:	인체 데이터에서 수유 중인 영아에 위험성을 시사함. 약물은 모유수유 중에 피하는 것이 가장 좋음. 약물에 따라 산모의 단기 사용이 가능할 수 있지만 영아는 잠재적인 부작용이 있는지 면밀히 관찰해야 함
no (limited) human data: potential toxicity (mother)	인체 데이터가 없거나 제한됨. 약물의 특성은 모유수유 중 수유부에게 임상적으로 중요한 위험을 나타낼 수 있음. 모유수유는 권장되지 않음
contraindicated	수유 중 유아에게 심각한 독성을 유발하거나 수유부의 상태가 모유수유가 금지된 경우

표 36 모유수유 중 금기 약물과 영아에 미치는 영향

약물	영아에 미치는 영향
마약류 약제(amphetamine, cocaine, heroin, 마리화나, phencyclidine)	금단 증상
antineoplastic agents	영아 면역력 감소
radioactive drugs	방사능 노출
bromocriptine	수유량 감소
ergotamine	수유량 감소, 구토, 설사, 발작
pseudoephedrine	수유량 감소
nicotine	간접 흡연, 일산화탄소 및 여러 유해물질 노출
amiodarone	갑상샘 기능 억제, 심혈관계 독성
lithium	빠르게 모유로 넘어가고 영아의 갑상샘 및 신장의 기능에 영향

¤ 임상의사가 모유수유부에게 약물 처방 전 체크 사항[469,470]

대부분의 약물은 수유부에게 안전하고, 수유에 의한 이득은 영아에서 발생할 수 있는 위험을 상회한다. 약물 처방 전 다음과 같은 사항을 확인해야 한다.

(1) 약물치료가 꼭 필요한지 확인한다.

(2) 영아가 안전하고 모유로 분비가 거의 없다고 알려진 약제를 선택한다.

(3) 신생아나 수유아에게 사용이 가능한 약물을 선택한다.

(4) 경구나 주사보다 국소적으로 사용하거나 흡입제 등으로 투약 방법을 선택한다.

(5) 복합제보다는 단일 약제를 선택한다. 예를 들어 paracetamol, acetylsalicylic acid, 카페인이 포함된 복합제보다 paracetamol 단일 약제를 사용한다.

(6) 지질 용해도가 낮고 경구 흡수가 적으며 반감기가 짧은 약, 즉 모유로 적게 분비되는 약제를 선택한다.

(7) 신경성 약물들은 주의가 필요하다. 수유모가 졸리거나 우울해지는 약제들은 모유로 전달되어 아기에게도 비슷한 영향을 일으킬 수 있기 때문이다.

(8) 수유부에게 약물 투약 스케줄을 작성하도록 한다. 하루 한 번 복용하는 약제라면 아기가 긴 잠을 자기 직전 수유 후에 복용해야 하며, 하루 여러 번 먹는 약제라면 모유수유 직전이나 직후 약을 먹으면 수유부의 혈액과 모유에서 최고 농도가 되는 시점을 피하게 되어 영아에서 약물 노출이 많이 감소한다.

(9) Herbal drugs 주의가 필요하다.

(10) 방사성 물질을 포함한 약제들은 수유를 중단할 기간을 정하기 위해 반감기 확인이 필요하며, 일반적으로 반감기의 5배 정도 시간이 지나면 수유 중 아기에게 중대한 영향은 없다고 알려져 있다.

(11) 수유 중 약물 복용 시 아기의 상태(수면, 흥분 정도, 긴장도, 위장관 부작용 등)를 잘 관찰하게 해야 하며 특히 조산아이거나 저체중아에게 주의가 필요하다.

469 Jeanne P. Spencer, Stephanie Thomas, PharmD, et al. Medication safety in breastfeeding. 2022;106(6):638-44.
470 한정열 외. 모태독성학. 제3판. 군자출판사; 2022. pp. 817-8.

1. 모유수유 중 다빈도 중요 질환과 약물 사용

1) 분만 후 산욕기 관리

분만 후 6주까지 기간을 산욕기(postpartum)라고 한다. 이는 분만으로 인한 창상의 회복과 신체의 기관들이 임신 전 상태로 회복되는 기간이다. 분만 후 정기 검진은 퇴원 1-2주 뒤에 이루어지며, 자궁 수축 정도와 회음부나 제왕절개 수술 부위의 회복 정도, 오로 등 정상적인 산욕기 변화 유무를 확인하고 모유수유, 향후 피임에 대한 상담을 한다.

질식 분만을 한 경우, 회음부 절개 창상은 대개 녹는 실로 봉합하므로, 실을 제거하지 않는다. 회음부 봉합 부위에 통증은 2주 정도 지속되고 서서히 나아진다. 제왕절개 분만을 한 경우 녹지 않는 실을 사용하여 봉합사를 제거하며 창상의 감염 여부와 회복 정도를 평가한다. 수술 절개 부위가 세로로 되어 있는 경우는 창상 회복에 시간이 더 소요되므로 수술 후 최소 10일 이후에 봉합사를 제거한다. 오로는 임신으로 인해 비후된 자궁내막이 천천히 떨어지고 자궁내막이 재생하면서 나오는 분비물이다. 처음에는 붉은색이나 산욕기 후기로 갈수록 색이 없어지거나 흰색으로 바뀐다. 퇴원 6-8주 뒤에 검진 시 자궁경부암 검사 및 초음파 검사를 통하여 자궁의 정상적인 산욕기 변화와 난소, 난관 등 양측 부속기의 관찰을 한다.

분만 후 아래와 같은 증상이 있다면 병원을 방문하여 진찰을 받아야 한다.

- 악취가 나는 오로
- 대량 출혈(한 시간에 한 장 이상의 패드가 필요할 경우)
- 퇴원 후 열흘 이내에 38도 이상의 열이 지속되는 경우
- 점점 더 몸의 부기가 심해지고 혈압이 오르는 경우
- 가슴이 답답하고 숨이 찬 증상이 심해지는 경우
- 허벅지, 종아리가 심하게 아프고 열이 나는 경우
- 젖몸살이 가라앉고 모유수유를 잘 하던 중 갑자기 유방 동통이 심해지거나 딱딱해지고 열이 나는 경우

(1) 창상감염

제왕절개 수술 부위의 창상 감염은 약 2% 정도이고, 위험 요인으로 비만, 당뇨, 면역기능 저하, 부신피질호르몬 투여, 빈혈 등이 있다. 열이 나고, 국소적으로 수술 부위에 부종이나 발적이 나타나고, 장액성 분비물이 보인다. 항생제와 진통소염제로 치료하고 염증 부위로부터 배농하며 필요시 창상이 염증으로 파열된 경우 2차 봉합을 시행한다.

질식분만의 경우 회음절개 부위의 창상감염은 분만 중 회음부의 세균 오염에 의해 발생하며 주로 4도 회음부 열상 환자에게서 위험성이 높다. 감염부위를 배농하고 봉합사는 제거하고 광범위 항생제로 치료하며, 회음부 창상에 감염이나 삼출물이 없어지면 2차 봉합을 시행할 수 있다. 회음부 관리로 좌욕, 창상 소독, 연동식, 변비를 예방하기 위한 대변 완화제를 사용할 수 있다.

모유수유 중이라면 입원 치료로 인해 아기와 떨어져 있는 경우, 젖 양이 줄지 않도록 지속적으로 젖을 유축하며, 치료 약제의 적절한 선택을 통해 수유를 중단하지 않고 감염 치료와 병행할 수 있다.

(2) 분만 후 피임[471]

분만 후 수유 중에 뇌하수체에서 프로락틴의 분비가 증가하여 배란이 억제되어 무월경이 된다. 수유하지 않는 여성은 분만 후 약 5주 정도 배란이 되지 않으며, 수유하는 여성은 8주 이상 무배란이 지속된다. 수유로 피임(lactational amenorrhea method, LAM)을 하려면 출산 후 무월경 상태가 지속되고, 아기에게 전적으로 모유만 먹이고 밤낮으로 아기가 원할 때마다 수유하며, 출산 후 6개월 미만인 상황에 해당한다. 수유 중 다른 피임법을 사용하길 원한다면 차단 피임법(콘돔, 자궁경부 캡 등), 프로게스틴 단독 경구피임약, depo progestin 주사, 자궁 내 장치나 프로게스틴 임플란트(implant) 등을 사용할 수 있다. 자궁 내 장치(intrauterine device)는 레보놀게스

471 대한산부인과학회. 산과학. 제6판. 군자출판사; 2019.

트렐-분비 자궁 내 시스템(levonorgesterol)과 구리 자궁 내 장치(copper IUD)가 있으며, 피임 효과가 좋고 수유 중 안전하지만, 분만 후 삽입 시기에 대한 논란이 있다. 분만 후 48시간 이내에 혹은 4-8주 사이에 삽입한 경우 피임 효과나 부작용에 대한 비교에서, 분만 직후 조기에 삽입 시 간편하지만, 불규칙한 자궁출혈이 오래 지속되며 약 20%까지 자궁 내 장치가 방출된다고 보고된다.[472] 세계보건기구는 모유수유와 관련하여 프로게스틴 분비 자궁 내 장치의 삽입 시기를 분만 직후부터 가능하나, 4주 이후가 부작용이 적고 제한 없이 안전하게 삽입이 가능한 시기로 권고하고 있다.[473] 일반적으로 자궁 내 장치는 자궁강 형태 이상이나 출산 후 골반 감염질환 시 금기이며, 기저질환으로 자궁 악성종양, 프로게스테론 반응성 질환(유방암 등), 급성 간질환 등에서 프로게스틴 분비 자궁 내 시스템 삽입은 제한되며 구리 자궁 내 장치의 경우 윌슨병(Wilson disease)에서 금기이다.

가. 수유 중 안전한 약물과 피해야 할 약제

세계보건기구(WHO)에서는 분만 후 첫 6개월 동안 모유만 먹이는 완전 모유수유(exclusive breastfeeding)를 권고하고 있으나 전 세계적으로 완전 모유수유율은 매우 낮은 편이다. 분만 창상 관리를 위해 진통제, 항생제, 소염제 등으로 치료받게 된다. 이에 대한 수유 중 안전성과 피해야 할 약제는 아래 표와 같다. 또한 수유 중 피임약을 복용한다면, 프로게스틴 단일 경구피임약이 안전하며 복합성 경구피임약은 에스트로겐이 포함되어 있어서 모유량이 감소할 수 있으므로 산후 6개월 이내 사용하지 말도록 권고된다. 또한 프로게스틴 단일피임용 주사제(depo-Provera®)는 3개월간 피임 효과가 유지되어 간편하다는 이점이 있다. 하지만 무월경이 지속되거나, 고혈압 여성에서 심혈관계 합병증 증가, 체중 증가 등이 발생할 수 있다.

472 Sothornwit J, Kaewrudee S, Lumbiganon P, et al. Immediate versus delayed postpartum insertion of contraceptive implant and IUD for contraception. Cochrane Database Syst Rev. 2022;10(10):CD011913.
473 Contraception. In: Cunningham F, Leveno KJ, Dashe JS, et al. Williams Obstetrics. 26th ed. McGraw Hill; 2022.

표 37 모유수유 중 추천되는 약제와 주의가 필요한 약제[474]

약물의 종류	추천되는 약제	주의가 필요한 약물
항생제 (antibiotics)	β-lactam antibiotics (penicillin, cephalosporins 계), macrolide, clindamycin, aminoglylcoside, sulfonamides	metronidazole, fluoroquinolones, tetracyclines, chloramphenicols
소염제 (anti-inflammatory)	acetaminophen, paracetamol, ibuprofen, ketorolac, celecoxib	naproxen, acetylsalicylic acid
오피오이드 진통제 (opioids)	morphin, proxyphene, oxycodone	meperidine, methadone, codeine, tramadol
항진균제 (antifungal agent)	nystatin, miconazole, fluconaxole, ketoconazole	griseofulvin, amphotericin-b
항히스타민제 (antihistamine)	loratadine, fexofenadine,	promethazine, clemastine, cetirizine, diphenhydramine,
스테로이드	prednisolon, hydrocortisone, dexamethasone, triamcinolone	

2) 감기(common cold) / 독감(influenza)

(1) 수유 중 미치는 영향

감기 혹은 독감(influenza)은 바이러스가 목, 코 그리고 폐에 감염되어 질환을 일으키는 급성호흡기질환이다. 경미한 증상부터 중증 질환까지 일으킬 수 있으며, 특히 독감은 때로 사망으로 이어지기도 한다. 특히 신생아는 독감에 감염 시 사망이나 심각한 합병증이 발생할 수 있으므로 분만 전·후 혹은 산욕기(분만 후 6주)에 독감에 걸린 엄마라면 신생아나 영아에 전염되지 않도록 특히 주의해야 한다.

¤ 모유

모유는 감기나 독감과 같은 호흡기 감염질환에 대하여 수유아에 대한 예방 효과가 있다. 모유에 감염으로부터 보호하는 항체와 기타 면역 인자가 들어 있어서 모유수유를 지속하는 것이 아기에 대한 감염 예방 효과가 있기 때문이다. 따라서 호

474 한정열 외. 모태독성학. 제3판. 군자출판사; 2022.

흡기 바이러스 감염이 의심되거나 확진된 수유모는 젖을 계속 먹이면서 주변으로 바이러스가 전염되지 않도록 예방 조치를 취해야 한다. 독감에 걸린 수유모는 수유를 포함하여 어떤 경우든, 아기와 닿는 물건이나 아기를 만지기 전에, 그리고 재채기나 기침을 할 때마다, 항상 비누와 물로 손을 깨끗이 씻고 잘 말려야 한다. 손 위생을 철저히 하고 호흡기 증상이 심하여 직접 수유를 못 한다면 감염되지 않은 건강한 다른 사람이 짜놓은 젖을 엄마 대신 먹일 수 있다. 손을 자주 깨끗이 씻고 유축기 사용 시 세척을 적절하게 하며 모유량이 줄지 않게 지속적으로 짜야 한다.

¤ 예방접종

임신부나 수유모가 예방접종을 하면 본인과 아기의 독감 발생을 줄일 수 있다. 특히 예방접종을 할 수 없는 생후 6개월 이전 영아들을 보호하기 위해서 양육자와 가족 등 아기 주변 사람들이 매년 독감 예방접종을 해야 한다. 또한 독감 접종을 할 수 없는 6개월 미만의 아기는 모유수유가 감염에 대한 부분적인 보호 작용을 한다. 독감에 걸린 사람과는 접촉을 피하고, 재채기나 기침을 할 때 코와 입을 가리고, 사용한 휴지는 즉시 버리고, 적절한 손 위생을 지키고, 물건 표면을 소독하는 등 일상적인 예방 조치가 아기에게 독감을 예방하는 방법이다.

(2) 수유 중 안전한 약제

가. 호흡기질환 치료제

¤ 항히스타민제

콧물이나 알레르기 증상을 완화할 수 있지만 젖 양이 줄어들 수 있다. cetirizine, diphenhydramine, clemastine은 아기에게 졸림과 항콜린 효과가 있으므로 수유 중 아기를 잘 관찰해야 한다.

¤ 충혈제거제

슈도에페드린(pseudoephedrine)이 사용될 수 있으나 오래 복용 시 젖 양이 감소한다. 대신 oxymetazoline nasal spray를 사용할 수 있다.

¤ 기침억제약

덱스트로메토르판(dextromethorphan)이 수유 중 복용할 수 있다. 천식이 있는 경우 흡입제나 경구용 코르티코스테로이드는 수유 중 사용이 가능하다.

¤ 진해제

levodropropizine이나 acetylcysteine은 아직 수유 중 안전성에 대한 정보가 부족하다.

¤ 기관지확장제

베타 아드레날린 작동제(β-adrenergic agonis)인 albuterol, terbutalin과 항콜린제인 ipratropium 등은 흡입제로 수유 중 사용이 가능하다. 그러나 theophylline은 수유 중 아기가 흥분하고 불안정하게 될 수 있어 주의가 필요하다.

¤ 해열 및 소염제

아세트아미노펜을 일차적으로 사용하고 열이 떨어지지 않는 경우 비스테로이드성 소염진통제를 사용할 수 있다.

나. 항바이러스제(anti-influenza)

미국의 질병통제예방센터는 독감이 의심되거나 확진된 분만 전후 및 초기 산욕기(예: 분만 2주 이내) 여성은 독감 합병증 위험이 높기 때문에 항 독감 바이러스 약물치료를 권하고 있다. 경구 오셀타미비르(oseltamivir)가 가장 많이 처방되는 약제로, 모유로 잘 이행되지 않는다.[475]

475 LactMed[Internet]. Drugs and Lactation Database. Available from: https://toxnet.nlm.nih.gov/newtoxnet/lactmed.htm

(3) 수유 중 피해야 할 약제

코데인은 진통제나 기침약으로 사용되며, 간에서 cytochrome p450 hepatic enzyme system의 CYP2PD6 효소에 의해 대사되어 모르핀으로 분해되고 보통은 적은 양이 모유로 들어간다. 이 간 효소는 유전적 다형성(genetic polymorphism)에 따라서 효소의 활성 정도가 개인별로 차이가 있으며 이러한 유전적 활성 정도에 따라 다른 사람들보다 더 빠르고 많은 양의 모르핀으로 분해될 수 있다. 이런 경우 수유아가 모유를 통해 많은 양의 모르핀에 노출되어 심하게 졸리고 호흡이 힘들어지며 느린맥과 저산소증을 일으킬 수 있다. 이에 2017년, 미국 식품의약청은 모유수유 중에 코데인을 사용하지 말 것을 권고했다.[476]

3) 고혈압: 임신고혈압(pregnancy induced hypertension), 만성고혈압(chronic hypertension)

(1) 임신과 수유에 미치는 영향

임신 중 고혈압은 임신 기간에 혈압이 140/90 mmHg 이상의 고혈압을 보이는 경우이며 임신 후반기에 발생하는 임신 고혈압과 임신 전이나 임신 전반기에 발생하는 만성고혈압이 있다. 최근 임산부의 연령이 증가하고 다태 임신율이 증가하면서 임신과 관련된 고혈압의 발병 빈도가 증가하고 있다. 임신 중 고혈압은 자궁 내 태아 발육 지연, 양수과소증, 조산, 조기 태반박리, 사산 등을 일으키며 특히 중복 전자간증은 만성고혈압에 전자간증이 합병된 고혈압 질환으로 예후와 임상 양상이 가장 불량하다. 즉, 단백뇨와 전신부종, 간기능 이상, 혈액응고장애 등을 초래하고 모성사망률의 주요 원인이 된다.

이러한 임신과 관련된 고혈압은 일반적으로 출산 후 호전되는 것으로 알려져 있다. 그러나 분만 후 48시간 정도에 감소하던 혈압이 3일 이후 혈압이 다시 상승하는 경우가 있다. 또한, 분만 후 처음으로 고혈압이 진단되는 산후 고혈압(postpartum

476 U.S. Food and Drug Administration[Internet]. 2017. Use of codeine and tramadol products in breastfeeding women. Available from: https://www.fda.gov/drugs/postmarket-drug-safety-information-patients-and-providers/use-codeine-and-tramadol-products-breastfeeding-women-questions-and-answers

preeclampsia)이 발생할 수 있다.[477] 출생 후 72시간 이내에 고혈압이 새로 발생한 여성은 혈압에 대한 평가를 받아야 하며, 임신 중 고혈압이 진단되었던 임산부라면 산후 7-10일을 넘지 않고 산후 검진을 받아야 한다. 임신 중 고혈압이 진단된 여성은 향후 여생 중 고혈압, 고지혈증, 당뇨병, 뇌졸중, 심혈관계 합병증으로 인한 사망률이 증가하는 것으로 알려져 있다.[478] 여성의 모유수유 기간의 증가는 고혈압, 제2형 당뇨병, 고지혈증, 대사증후군, 심혈관 질환, 심혈관 관련 사망률의 감소와 관련이 있다. 그러므로 고혈압 질환을 앓고 있는 여성에서 모유수유는 향후 고혈압 관련 합병증의 유병율을 낮출 좋은 기회가 된다. 즉, 모유수유는 임신 관련 고혈압과 관련된 부정적인 심혈관 후유증을 예방할 수 있는 한 가지 방법일 수 있다.

(2) 수유 중 안전한 약제

고혈압 치료제를 복용하면서 대부분 모유수유가 가능하다(표 38). 수유 중 약물의 안전성과 임신 중 안전성이 일치하는 것은 아니다. 또한 수유 시 분비되는 prolactin은 수유모를 이완시키고 혈압 조절에 대해 긍정적인 효과를 준다.

표 38 모유수유 중 고혈압 약의 안전성(the safety of anti-hypertensives during breastfeeding)

약물	반감기 t1/2 (hr)	M/P	Lactation risk categroy[479]	모유수유 적합성[480, 481]	부작용
propranolol	3–5	0.5	L2	적합	무기력, 서맥, 창백함, 잘 못 빰
metoprolol	3–7	3	L2	적합*	무기력, 창백함, 잘 못 빰
sotalol	12	5.4	L4	부적합**	무기력, 창백함, 잘 못 빰
nifedipine	1.8–7	1.0	L2	적합	무기력, 창백함, 잘 못 빰
methyldopa	1.6	0.19–0.34	L2	적합	증례: 유방비대증, 유루증
spironolactone	10–35	0.51–0.72	L2	적합	무기력

477 Khedagi AM, Bello NA. Hypertensive Disorders of Pregnancy. Cardiol Clin. 2021;39(1):77-90.
478 Clinical Management of the Preeclampsia Syndrome. In: Cunningham F, Leveno KJ, Dashe JS, et al. Williams Obstetrics. 26th ed. McGraw Hill; 2022.
479 Hale's lactation risk category. 임상에서 L1-3 까지 수유 중 가능한 약제로 고려됨.
480 Lexicomp®[Internet]. Available from: https://online.lexi.com/lco/action/doc/retrieve/docid/1090/5711941
481 Lactmed[Internet]. Available from: https://www.ncbi.nlm.nih.gov/books/NBK501162/

hydrochlorothiazide	5.6-14.8	0.25	L2	적합	젖 양 감소 주의, 무기력, 탈수증
atenolol	6.1	1.5-6.8	L3	부적합**	서맥, 저혈압, 청색증
enalapril	35	0.013	L2	적합	무기력, 창백함, 잘 못 빪

적합*_ Metoprolol은 RID가 7%로 이론적으로, 수유 중 적합하고 이전에 모유에 노출된 아기에서 이상 소견은 없었지만, 아기의 상태관찰이 필요하다(lactmed). Lexicomp에서는 수유 중 부적합이라고 분류된다.

부적합**_ Sotalol, atenolol은 M/P ratio가 1 이상이고 RID는 10% 이상으로 수유 중이라면 다른 beta-blocker로 대체하는 것이 안전하다.

4) 건초염(Tenosynovitis)

(1) 수유에 미치는 영향

건초염은 일상생활에서 많이 사용하는 손가락이나 손목의 내측과 중앙, 외측에 있는 여러 개의 힘줄을 감싸고 있는 막에 생긴 염증을 말하는 것으로 '손목 협착성 건막염'이라고도 한다. 또 이 병을 처음 소개한 스위스 의사 이름을 따서 '드퀘르벵 증후군(deQuervain syndrome)'이라고 한다. 손목건초염은 주로 손을 과도하게 사용함으로써 손목에서 엄지손가락으로 이어지는 힘줄이 힘줄을 싸고 있는 막(건초) 사이에 마찰을 유발하고 이에 따라 발생하는 염증성 질환을 뜻한다. 건초염이 발생하면 부위의 통증과 부종이 생기고 손을 구부리거나 펼 때 뻑뻑하다는 느낌이 나타난다.

수유모들은 아기를 자주 안다 보면 손목이 저리거나 찌릿해지며 통증은 밤이나 새벽에 심해진다. 젓가락질도 어려워지며 일상생활이 힘들어진다. 엄지손가락을 스치기만 해도 엄청난 통증이 발생할 수 있다. 엄지손가락을 손바닥 안에 넣은 상태로 주먹을 쥐고 손목을 새끼손가락 방향으로 젖힐 때 통증이 유발되면 양성반응으로 압통까지 추가 확인을 한 후, 초음파나 엑스레이의 영상 검사 없이 진단할 수 있다. 치료로는 통증이 발생 시 아픈 손의 사용을 줄이고 손목 보호대를 착용한다.

손을 짚고 일어나는 행동, 바르지 않은 수유자세, 손목의 스냅에만 힘주어 짜는 행동 등 산후에 손목을 상하게 할 수 있는 동작은 너무나 많다. 미리 보호대를 착용하고, 초반 부종 때문에 착용이 영 불편하다면 누웠다가 짚고 일어날 때와 수유, 짤 때만이라도 착용하는 것이 좋다. 너무 압박이 심하지 않은 보호대를 선정해야 하며, 지지 정도의 느낌만 있으면 충분하다. 물론 가장 중요한 것은 손목에서 아프다는 신호가 오면 적게 쓰도록 노력하는 것이다.

(2) 수유 중 안전한 약제

물리치료로 핫팩, 온찜질, 전기자극 치료를 받을 수 있고 약물치료로 비스테로이드성 소염진통제나 주사 치료가 가능하다(표 37). 근육이완제 중 baclofen은 수유가 가능하지만,[482,483] methocarbamol, orphenadrine은 모유 내 노출량에 대한 연구가 아직 없으며 임산부와 아기의 주의 관찰이 필요하다.

주사 치료제로 dexamethasone, triamcinolone 등의 국소 부위 스테로이드 주사는 수유 중 안전하다(표 37). 프롤로 주사 혹은 프롤로 요법(prolotherapy)은 증식(proliferation) 요법이라는 의미이며 인대, 힘줄 등 만성근골격질환에 사용되는 주사 치료이다. 통증을 유발하는 부위에 인위적으로 염증 반응을 유도하고 인체의 자가 치유를 활성화하는 치료법이다. 높은 농도의 포도당을 주사하여 염증반응과 성장인자를 유발하고 이때 발생하는 급성통증을 완화하기 위해 리도카인을 같이 주사하게 된다. 주사 시 주변 동맥이나 정맥 등에 주입되지 않도록 해야 하며, 국소적인 부종과 통증이 있으나 스테로이드 주사나 비스테로이드성 소염진통제를 같이 사용하는 경우 효과가 감소할 수 있다.[484]

482 Moran LR, Almeida PG, Worden S, et al. Intrauterine baclofen exposure: a multidisciplinary approach. Pediatrics. 2004;114:e267-9.
483 Lin HH, Barton N, Wiegand TJ. Prevention of neonatal abstinence syndrome in the setting of intrauterine baclofen exposure. J Med Toxicol. 2014;10:85-6.
484 Bae G, Kim S, Lee S, et al. Prolotherapy for the patients with chronic musculoskeletal pain: systematic review and meta-analysis. Anesth Pain Med. 2021;16(1):81-95.

5) 유선염(Mastitis)

(1) 수유에 미치는 영향

유선염은 유방에 염증이 생긴 것으로 모유가 제대로 배출되지 않아 고여서 염증이 생기게 된다. 유방의 압통, 부종, 열감과 같은 국소적 증상과 함께 열이 나고 구토, 감기와 같은 전신 증상이 동반된다. 모유수유 중 20%까지 발생하며 대부분 출산 후 10일 이후에 한쪽 젖에 잘 생긴다. 흔한 원인균은 황색포도상구균(staphylococcus aureus)이며 베타 용혈성 연쇄구균(beta-hemolytic streptococci)이며 대부분 수유아의 코와 인후에서 감염되게 된다.[485] 진단을 위해서 처음부터 모유의 세균배양이나 초음파가 필요하지는 않다.[486] 하지만 2일 이상 초기 항생제가 효과가 없거나 재발하였거나 항생제 알레르기가 있다면 모유 세균 배양과 항생제 감수성 검사를 시행하는 것이 좋다.

유선염이 잘 발생하는 경우는 다음과 같다.

- 유두에 상처가 난 경우
- 젖을 자주 먹이지 않거나 시간을 정해 놓고 먹이는 경우
- 수유를 거른 경우
- 젖을 제대로 물리지 못해 잘 비우지 못한 경우
- 젖 양이 지나치게 많은 경우
- 갑자기 젖을 끊은 경우
- 너무 작은 브래지어를 사용한 경우
- 수유모의 과도한 스트레스나 과로가 있는 경우

즉, 젖을 효과적으로 잘 비우는 것이 질환을 예방하고 진단이 되었다면 일차적인 치료가 된다. 하지만 유선염이 있는 젖도 아기에게 해가 되지 않는다. 유선염이 생긴 쪽은 더 자주 물려주고 항생제 치료를 하도록 한다. 과도한 마사지는 오히려 염

485 Puerperal Infection. In: Cunningham F, Leveno KJ, Dashe JS, et al. Williams Obstetrics. 26 th ed. McGraw Hill; 2022. [cited 2023 Sep]. Available from: https://accessmedicine.mhmedical.com/content.aspx?bookid=2977&sectionid=249764230
486 대한산부인과학회. 제23장 유방의 생리와 모유. 산과학. 제6판. 군자출판사; 2019.

증이 악화하거나 이차감염이 될 수 있으므로 손을 깨끗이 씻고 수유 전 온찜질, 수유 후 냉찜질을 하고 수유 중에는 아픈 쪽 멍울을 부드럽게 마사지해 준다. 수유 후에도 불편한 경우 손이나 유축기로 젖을 짜면 도움이 된다.

(2) 수유 중 안전한 약물

항생제와 진통 소염제로 치료하며 항생제는 1세대 cephalosporion인 dicloxicillin, oxacillin으로 치료하고 그람 음성균이 의심되는 경우, amoxacillin/clavulanate (augmentin)을 사용한다. 황색포도상구균이 동정되면 amoxacillin, dicloxacillin, nafcillin을 투여한다. 재발이 흔하므로 항생제는 반드시 10-14일간 치료를 계속해야 한다. 열이 심한 경우 아세트아미노펜이나 부루펜 같은 소염제를 복용한다.

(3) 수유 중 피해야 할 약제

염증으로 인해 갑자기 수유를 중단한다면 유방에 농양(abscess)이 생길 수 있고, 항생제 치료를 적절하게 하지 않으면 유선염이 재발하거나 유방 농양이 발생할 수 있다. 이렇게 재발성 유선염을 치료하는 동안 곰팡이 감염이 생기는 경우도 발생한다. 따라서 유선염 진단 시 수유를 지속하며 안전한 항생제를 선택하여 충분히 치료하는 것이 재발과 합병증을 예방할 수 있다.

6) 갑상샘 질환[487]

(1) 수유에 미치는 영향

분만 후 약 17%의 산모들이 갑상샘 기능 이상 증상을 가질 수 있다. 적정한 갑상샘 기능의 유지는 모유수유 시 젖의 사출 반사(let down reflex)와 수유량 생성에 관여한다. 그러므로 다른 이유가 없이 수유량이 적은 경우 갑상샘 기능을 체크해 보는 것이 좋다.

487 Drugs and Lactation Database(LactMed®)[Internet]. Bethesda (MD): National Institute of Child Health and Human Development; 2006. Levothyroxine. [cited 2022 Sep].

가. 갑상샘기능저하증(hypothyroidism)

미국 갑상샘학회는 모유수유를 원하는 수유부에서 subclinical 혹은 overt hypothyroidism에서 levothyroxine으로 치료할 것을 권고하고 있다. 수유 중 적절한 levothyroxine 치료는 모유량이 적은 갑상샘기능저하증 산모에서 모유량을 정상화할 수 있다. 하시모토 갑상샘염 환자는 임신 전 필요량에 비해 산후 기간에 levothyroxine 용량 요구량이 증가할 수 있다.

나. 갑상샘기능항진증(hyperthyroidism)

갑상샘기능항진증이 모유수유에 미치는 영향에 대한 사람을 대상으로 하는 연구는 없으나, 동물실험에서 수유량이 줄고 수유율이 저하되었다.

다. 산후 갑상샘염(postpartum thyroiditis)

산후에 발생하는 갑상샘기능항진증으로 가장 흔하며 유병률은 약 4%이다. 분만 후 갑상샘 관련 자가면역력 항진이 원인이며 임신 초기 갑상샘 관련 자가항체(anti TPO antibody)가 있는 경우 그 위험률이 증가한다. 대부분 항진증 증상이 경미하고 지속 기간이 짧으며 이후에는 갑상샘기능저하증을 보이다가 자연적으로 갑상샘 기능이 정상화된다. 이전에 그레이브씨 병을 앓고 있던 여성의 경우 분만 후 재발률이 높다.

라. 요오드 섭취와 갑상샘 기능

적절한 요오드 섭취가 태아와 아이의 지적 발달 이상을 예방할 수 있으므로 1990년 이후 전 세계에서 요오드화염의 사용이 증가하였다. 요오드 섭취량은 나라별 문화별로 다양하다. 한국과 일본은 요오드 섭취량이 적정량 이상이며, 미국과 영국, 프랑스, 벨기에 등 여러 유럽 국가에서 여전히 요오드 결핍에 대하여 임신과 수유 중 적정한 요오드 섭취가 강조되고 있다. 임신과 모유수유 중 요오드 섭취는 아이의 신경·정신 발달에 중요하여 요오드 결핍이 있는 엄마의 아이들에서 주의력 부족 행동 과다 장애(attention deficit hyperactivity disorder)가 증가하고 인지기능의 저하에 대한 위험이 증가한다. WHO에서는 임신과 수유 중 요오드 섭취량 250 mcg/day을 권고하고 있다. 요오드는 어패류와 해조류에 풍부하여 음식을 통해 적정한 양을 섭취할 수 있고 임신 중 과다한 요오드 섭취는 오히려 태아의 갑상샘 기능이상을 초래할 수 있으므로 하루에 500-1,100 mcg 이상(WHO) 초과하지 않도록 한다.[488]

(2) 수유 중 안전한 약제

¤ 갑상샘기능저하증

levothyroxine은 수유 중 복용이 가능하다. 또한 적정한 요오드 섭취도 필요하다.

¤ 갑상샘기능항진증

propylthiouracil (PTU)를 복용하면서도 모유수유가 가능하다.[489] 요오드는 추가로 보충할 필요가 없고 수유아의 신체 발달을 정기적으로 체크하고 필요시 아기의 갑상샘기능검사를 시행해야 한다.

(3) 수유 중 피해야 할 약제

갑상샘 기능에 영향을 줄 수 있는 다른 약제들에 대하여 체크해야 한다. Amiodarone은 부정맥 치료제로 요오드염이 많이 포함된 약제로 수유 중 금기이며, lithium은 기분장애 치료제로서 체내 요오드 농도를 높일 수 있다.

488 Alexander EK, Pearce EN, Brent GA, et al. 2017 Guidelines of the American Thyroid Association for the Diagnosis and Management of Thyroid Disease During Pregnancy and the Postpartum. Thyroid. 2017;27(3):315-89.
489 Drugs and Lactation Database (LactMed®). Brigg's drugs in pregnancy and lactation and Hale's lactation risk.

7) 피부과 질환

(1) 수유 중 미치는 영향

임신으로 인해 면역학적 변화로 체액 측 항체매개 면역반응이 우세해지고 세포독성 면역반응은 억제된다. 즉, 세포매개면역질환인 T조력 1세포(T helper 1 cell)와 자연세포독성 세포(natural killer cell)는 감소하는 반면, T조력 2세포와 항체반응의 증가로 알레르기 반응이 증가하거나 자가면역질환의 활동성이 증가한다. 또한 임신 중에는 기미(chloasma), 임신기미(melasma gravidarum)가 증가하는데, 멜라닌 생성 증가로 인한 것으로 햇빛 노출뿐만 아니라 유전적 요인과 에스트로겐과 프로게스테론과 같이 호르몬 증가가 복합적으로 작용하여 발생한다.

임신 중 에스트로겐은 모발의 성장기를 증가시켜 머리카락이 두꺼워진다. 분만 1-5개월 후에는 성장기에 있던 머리카락이 상당수가 휴지기로 들어 휴지기 탈모(telogen effluvium)라 불리는 모발의 손실이 발생한다. 자연적으로 중지되어 6-12개월에는 정상 모발성장이 발생한다.

이러한 호르몬과 면역학적 변화로 인해 출산 후 피부 습진(eczema), 여드름(acne), 임신성 가려움증(pruritic urticarial papules and plaques of pregnancy, PUPPP) 등이 자주 발생하게 된다.

여드름(acne)은 얼굴 피지샘의 염증으로 발생하며 호르몬 변화에 의해 악화한다. 유분이 적은 로션을 자주 사용하고 수유 중에도 안전한 국소치료제를 사용하면서 치료할 수 있다. 다른 치료법으로 화학적 박리나 여러 형태의 레이저 치료가 있다.

임신 가려움증은 임신 후기(제3 삼분기), 또는 산후 기간 초기에 자주 발생한다. 첫 임신이거나 다태 임신에서 더 흔하다. 임신이 진행하면서 복부 피부의 신장으로 피부 아래 결합 조직이 손상되고 다음으로 염증 과정이 유발되게 된다. 복부에서부터 시작되어 허벅지나 엉덩이 그리고 팔로 퍼질 수 있다. 이러한 습진이나 피부염은 비교적 흔하면서도 전염성이 없는 질환으로 아기에게 전염되지 않으며, 오랫동안 있었던 민감성 피부질환의 악화인 경우가 많다.

(2) 수유 중 안전한 약제

항생제, 비스테로이드성 소염진통제 사용이 가능한 약제를 사용할 수 있고, 국소 제로서 스테로이드 제재나 항생제 사용이 안전하다. 레이저 치료는 수유에 직접적인 영향은 없다. 항히스타민 제제를 사용하면 가려운 증상이 많이 호전된다.

(3) 수유 중 피해야 할 약제

Etretinate, isotretinoin 등은 수유 중 안전성에 대한 정보가 부족하다.

8) 산후출혈

(1) 수유에 미치는 영향

산후 출혈은 태반이 분만된 후 500 mL 이상의 출혈로 정의한다. 발생 시점에 따라서 분만 24시간 이내에 발생하는 1차 혹은 조기 산후출혈, 분만 후 24시간 이후부터 분만 6-12주까지 발생하는 이차성 또는 만기 산후출혈이 있다. 일차성 산후출혈의 원인으로 자궁 이완증, 유착태반, 응고 장애 출혈, 산도 열상, 자궁 뒤집힘이 있다. 이차성 출혈의 원인으로는 태반 부착 부위 퇴출 불완전, 잔류 수태산물, 감염, 유전성 응고 장애 등이 있다.

자궁이완증(uterine atony)으로 인한 출혈은 태반 분만 후 자궁 근육층의 수축 부전으로 인하여 발생하며 일차성 출혈의 80%로 가장 많은 원인이다. 위험 요인으로 거대아, 쌍태아, 양수과다증과 같은 자궁이 과도하게 확장되었거나 지연진통분만이나 혹은 급속분만, 산후출혈 병력, 융모양막염 등으로 자궁 수축력에 이상이 발생한 경우이다. 치료는 부족한 혈액량을 수혈로 보충하고 자궁수축을 증가하는 약물치료와 풍선 압박 치료 술기(balloon tamponade technique), 외과적 치료와 혈관조영색전술(angiographic embolization) 등을 시행하여 지혈을 시도하고 효과가 없는 경우 자궁적출술을 시행하게 된다. 산도 열상의 경우 분만 직후 자궁, 질과 외음부에 걸친 산도에서 분만 과정 중 생긴 열상으로 인해 출혈이 발생하게 된다. 외과적 시술을 통해 봉합하여 지혈하며 이차적인 염증이 생기지 않도록 항생제 치료를 시행하게 된다.

일차성 산후출혈에 대한 여러 가지 치료와 불량한 산모의 전신 상태에 의해 모유수유를 시작하는 시기가 늦어지고 젖 생성 II기(lactogenesis stage 2)가 제대로 시작할 수 없게 된다. 즉 젖 생성 II기는, 일반적으로 산후 48시간에서 72시간 사이에 발생하는 모유량이 급격하게 증가하는 시기로 정의되며, 분만 후 72시간 이후에 시작되는 것을 '젖 생성 II기의 지연'으로 간주되며, 모유수유 감소 혹은 수유 중단과 관련된다. 즉 모유수유의 시작이 지연됨으로써 젖 양이 급격하게 증가하는 골든타임을 놓치게 된다.

잔류태반 조직에 의한 출혈은, 산욕기 후반에도 발생하는 이차성 산후출혈이다. 잔류태반으로 인해 자궁퇴축이 원활하게 되지 않아 갑작스런 질 출혈로 처음 증상이 나타나게 된다. 잔류태반을 제거하고 자궁수축을 증강시키는 약물치료를 하게 된다.

환자가 모유수유를 하고 있다면 입원치료를 위해 직접 수유를 중단하게 되고 여러 약제들(진통제, 수술과 마취로 인한 마취제 진통제 등)에 대하여 수유 중인 아기에게 미칠 영향을 걱정할 수 있다. 다행스럽게도 마취와 진통제, 약물치료가 수유를 중단하지 않고 치료할 수 있으나 아기에게 직접 수유를 할 수 없으므로 입원 기간에도 젖 양이 줄지 않게 지속적으로 짜야 한다. 또한 진단을 위한 검사로서 컴퓨터 단층촬영 시 사용된 조영제는 모유로 거의 분비되지 않으므로 모유수유를 중단할 필요가 없다.[490]

(2) 수유 중 안전한 약제

산후 자궁출혈을 멈추기 위해 사용되는 일차 약물인 자궁수축제로는 옥시토신, 에르고트 알칼로이드(methylergonovine), 프로스타글란딘 E1 (misoprostol, cytotec®)[491]이 있으며 대부분 수유 중 안전하게 사용이 가능하다. 옥시토신은 수유모에서 모유수유 중 분비되는 호르몬으로 모유 사출(letdown reflex)에 관련된다. 진통 중 투약

490 대한산부인과학회. 제33장 산과적 출혈. 산과학. 제6판. 군자출판사; 2019.
491 NIH[Internet]. Available from: https://pubmed.ncbi.nlm.nih.gov/30000496/

되는 옥시토신이 모유수유에 부정적인 영향(신생아 sucking 저하, 산후 우울증 증가 등)을 준다는 연구들이 있지만[492,493,494] 옥시토신으로 인해 수유아기에 미치는 유해효과는 없었다. 에르고트 알칼로이드 중 methyergonovine은 프로락틴의 농도를 낮추어 젖 양이 감소한다는 연구가 있으며[495] 수유아에서 잦은 맥박, 구토, 설사 등을 일으킬 수 있으므로 투약 후 12시간 지나서 수유하는 것이 좋다.[496] 프로스타글란딘 E1인 misoprostol, cytotec®은 초유에서 확인이 되지만 매우 적은 양이라 수유아에 영향이 없을 것으로 보인다.

약물치료에도 지속되는 출혈에 대하여 자궁동맥 색전술을 고려하게 되며 혈관조영술(angiography)을 받게 된다. 또한 정확한 진단을 위해 컴퓨터단층촬영을 시행할 수 있고 이때 노출되는 방사선과 조영제는 모유수유 중에 문제가 되지 않는다.[497] 조영제는 요오드화 화합물이며 운반체 분자에 결합되어 있고, 그 화합물은 모유로 거의 빠져나가지 못한다.[498] 매우 적은 양이 모유로 빠져 나가더라도 수유아의 장관에서 흡수되어 아기에게 전달되는 양은 사실상 전혀 없게 된다.

수술적 치료 중 사용되는 마취제와 진통제에 대한 안전성은 아래 표와 같다. 여러 약제 중 코데인과 아스피린(진통제 용량)을 제외하고 수유 중 안전하게 사용할 수 있다.

---

492 Olza Fernández I, Marin Gabriel M, Malalana Martínez A, et al. Newborn feeding behaviour depressed by intrapartum oxytocin: A pilot study. Acta Paediatr. 2012;101:749-54.

493 Davey MA, Gibson KL. Intervention in labour and early breastfeeding outcomes. Arch Dis Child Fetal Neonatal Ed. 2014;99:A81. Abstract.

494 Takács L, Bartoš F, Čepický P, et al. The effects of intrapartum administration of synthetic oxytocin on breastfeeding in the first 9 months postpartum: A longitudinal prospective study. Breastfeed Med. 2021;16:965-70.

495 Arabin B, Ruttgers H, Kubli F. Effects of routine administration of methylergometrine during puerperium on involution, maternal morbidity and lactation. Geburtshilfe Frauenheilkd. 1986;46:215-20.

496 Anon. Methylergometrine: Adverse effects in breastfed infants. Prescrire Int. 2014;23:102.

497 Newman, J. Breastfeeding and radiologic procedures. Canadian Family Physician. 2007;53(4): 630-1.

498 Nielsen ST, Matheson I, Rasmussen JN, et al. Excretion of iohexol and metrizoate in human breast milk. Acta Radiol. 1987;28(5):523-6.

표 39 마취 시 사용되는 약물들[499]

약제 분류	수유 중 안전한 약제*	주의가 필요한 약제	수유 중 금기인 약제
마취제(anaesthetics)	· propofol · thiopental · etomidate, ketamine · sevoflurane · isoflurane · desflurane · nitrousoxide · halothane	-	-
국소 마취제 (local anesthetics)	· lidocaine · bupivacaine	mepivacaine: 긴 반감기	-
진정제(sedatives)	· midazolam · single dose diazepam	multi-dose diazepam: 긴 반감기	-
진통제(analgesics)	· paracetamol · ibuprofen · diclofenac · naproxen · celecoxib · ketorolac · parecoxib · morphine · dihydrocodeine · pethidine · remifentanil · fentanyl · alfentanil	· tramadol: 수유아 기면 · oxycodone: 하루 40 mg 이상 복용 시 수유아 기면(drowsiness)	· codeine · aspirin (analgesic doses)

* 수유 중 안전한 약제: 모유로 작은 양이 전달되지만 수술 후 중단 없이 모유수유가 가능한 약제

9) 산후우울증(postpartum onset depression)

(1) 임신과 수유 중 미치는 영향

산후 여성에서 우울증 발생률은 10-20% 정도로 보고되고 있다. 분만 전후로 여성 호르몬의 급격한 변화, 신체상의 변화, 사회적 역할의 변화, 육아로 인한 수면 부족 등으로 우울증 발생에 위험인자들이 복합적으로 발생한다. 산후우울증(depressive

499 Mitchell J, Jones W, Winkley E, et al. Guideline on anaesthesia and sedation in breastfeeding women 2020. Anaesthesia. 2020;75:1482-93.

disorder, postpartum onset)이라는 진단명이 분만 후와 임신 기간 전체를 포함하는 주산기 우울증(peripartum)으로 최근 개정되었다(DSM-5, 2013). 실제로 임신 중 우울증은 산후 우울증의 발생 위험도를 높이게 된다. 임신 중 우울증은 조산, 유산, 전자간증, 저체중아 출산 등의 주산기 합병증이 증가한다.

주요 우울장애의 진단 기준은 2주 이상 하루 중 대부분의 시간 동안 지속되는 우울한 기분, 일상생활에서 흥미나 즐거움의 감소, 식욕의 감소 또는 증가, 수면시간의 감소나 증가, 에너지 상실감이나 피로, 정신운동성 초조 또는 지연, 집중력 저하, 죄의식과 가치상실감, 자살 사고 중 5가지 이상의 증상이 해당할 때이다.

(2) 수유 중 안전한 약제와 피해야 할 약제

심리 상담을 통한 치료가 효과적이지 않은 경우 약물치료가 필요하다. 항우울제(antidepressants)는 대부분 수유 중 안전하다고 알려져 있다. 일반적으로 RID가 10% 미만인 경우 수유 중 치료가 가능한 약으로 고려되지만, 정신과적 약물의 경우 RID가 5% 미만인 경우로 약제를 신중하게 선택하며 수유 중 영아 상태를 잘 관찰해야 한다. 선택적 세로토닌 재흡수 억제제(selective serotonin reuptake inhibitor, SSRI) 중 sertraline과 paroxetine은 수유 중 안전하게 사용이 가능하나, fluoxetine은 주요 대사물의 반감기가 9.7일로 수유 방법에 따라서 영아에서 약제의 혈청 농도가 모체의 59%까지 증가할 수 있어 수유 중 다른 약제로 처방하는 것이 권고된다. 세로토닌 노르에피네프린 재흡수 억제제(serotonin norepinephrine reuptake inhibitor) 중 venlafaxine은 수유에 대한 정보가 많고 비교적 안전하게 사용이 가능하다. 삼환계 항우울제(tricyclic antidepressants)는 삼환계 항우울제는 일반적으로 부작용이 많아서 우울증 치료제 중 일차 약물로 선택되지 않는다. 수유 중 amitriptyline, nortriptyline에 대한 연구가 많으며 RID 1% 정도로 영아에 전달되는 양이 적다.[500] 이러한 약제를 복용하는 수유부의 영아에 대한 장기적 관찰연구에서 수유아들은 정상적인 성장과 신경 인지발달을 보였다. 그러나 amitriptyline은 수유부의 아기에서 심한 기면과 체

500 Drugs and Lactation Database (LactMed®) [Internet]. Bethesda (MD): National Institute of Child Health and Human Development; 2006-. Amitriptyline. [Updated 2022 Apr].

중 저하가 보고되어 수유 시 아기 상태를 잘 관찰해야 한다.[501] Lithium은 수유 중 아기에서 과민, 청색증, 갑상샘기능이상, 신경 행동 발달이 보고되어 수유 중 피하는 것이 좋다.[502]

표 40 모유수유 중 항우울제 수유 중 안전성[503]

약물	반감기 (t1/2, hrs)	M/P	lactation risk[504]	적합성[505]	부작용
선택적 세로토닌 재흡수 억제제(selective serotonine reuptake inhibitor)					
sertraline (zoloft)	26-65	0.89	L1	적합	증례보고: 수면증
paroxetine (paxil)	21	0.06-1.3	L2	적합	안절부절, 수면증, 체중 감소
escitalopram (lexapro)	27-32	2.2	L2	부적합	안절부절, 수면증, 체중 감소
citalopram (celexa)	36	1.16-3	L2	부적합	혼몽증, 체중 감소
fluoxetine (prozac)	4-6days	0.29-0.67	L2	부적합	영아산통, 안절부절, 수면증
세로토닌 노르에피네프린 재흡수 억제제(serotonine norepinephrine reuptake inhibitor)					
venlafaxine (effexor)	5 (대사물, 11)	2.75	L2	부적합	안절부절, 수면증, 체중 감소
삼환계 항우울제(tricyclic antidepressants)					
amitriptyline (염산아미트리프틸린)	15 (9-25)	RID 1-1.8%	L2	부적합	기면, 수면증
nortriptyline	14-51	RID 1.3%	L2	적합	

10) 치과 치료

(1) 임신/ 수유 중 미치는 영향

임신부에서 구강 건강은 임신부 본인뿐 아니라 출산 후 아기의 구강 건강에 영향

501 Kronenfeld N, Ziv Baran T, Berlin M, et al. Chronic use of psychotropic medications in breastfeeding women: Is it safe?. PLoS One. 2018;13:e0197196.

502 Drugs and Lactation Database (LactMed®) [Internet]. Bethesda (MD): National Institute of Child Health and Human Development; 2006-. Lithium.

503 한정열 외 모태독성학 제3판 군자출판사

504 Lactation risk: Hale's classification으로 수유 시 약물의 위험을 평가하는 분류. L1, safest; L2, safer; L3, moderately safe; L4, possibly hazardous; L5, contraindicate로 정의되며 일반적으로 L1~3까지 분류된 약제는 수유 중 투약이 가능하다.

505 Lactmed와 Brigg's brestfeeding에서 권고되는 수준이다.

을 미칠 수 있다. 만약 임신부가 태아의 건강에 미칠 영향을 걱정하여 치료를 미루고 있다면 치과 치료가 안전하다는 것을 알려야 한다. 또한 출산 후 구강 관리도 중요하다는 것을 강조하며, 분만 후 모유수유를 하면서 아이의 충치 발생을 줄이기 위해 다음과 같은 내용을 권유해야 한다.

① 모유수유 후 아이의 잇몸과 치아의 경계부를 따라서 부드러운 천이나 거즈를 이용하여 닦아 주어야 한다.

② 아이와 침을 공유하는 행동을 하지 않아야 한다. 아이에게 발견되는 세균의 DNA printing이 부모와 약 70% 정도 일치한다고 한다.[506] 아이와 입으로 뽀뽀한다거나 이유식을 식히기 위해 어른의 입에 넣었다가 다시 아이의 입에 넣는 행위는 하지 않는다. 또한 아이의 빨대를 같이 사용하거나 컵을 같이 사용하지 않는다.

③ 물을 제외하고 어떠한 음료수도 젖병에 넣어서 아이가 물고 자서는 안 된다.

④ 아이들의 입술을 들쳐서 흰색이나 갈색 반점 같은 것이 있다면 검진 및 치료를 받는 것이 좋다.

검진 및 치료 중 시행하는 방사선 촬영과 마취제인 리도카인 국소마취제는 수유 중 안전하게 사용할 수 있으며 모유를 짜서 버리거나 수유를 중단할 필요가 없다.

(2) 안전하게 사용할 수 있는 약제

치아우식증이나 치은염 등으로 항생제 치료가 필요시 페니실린이나 세팔로스포린 계열 약제는 수유 중단 없이 안전하게 사용할 수 있다. 진통소염제로는 아세트아미노펜을 먼저 사용하고 단기간 비스테로이드성 소염진통제를 사용할 수 있다. 오피오이드 처방진통제[507]는 수유 중 사용할 수 있으나 장기간 사용 시 영아의 신경·정신발달에 영향을 줄 수 있다.

(3) 수유 중 피해야 할 약제

항생제 중 테트라사이클린(tetracycline)은 영아의 뼈와 치아에 문제가 발생할 수 있다.

506 Li Y, Caufield PW, Dasanayake AP, et al. Mode of delivery and other maternal factors influence the acquisition of Streptococcus mutans in infants. J Dent Res. 2005;84(9):806-11.

507 아편성 진통제를 말한다. 모르핀, 옥시코돈, 하이드로코돈, 하이드로몰폰, 펜타닐, 트라마돌, 메타돈 등.

표 41 약제별 수유 중 안전성과 수유아에 독성효과

약물	Lactation category	수유부에서 적합성	독성효과
		진통제	
acetaminophen	L1	적합	-
aspirin	L2	적합	Reye's 증후군
ibuprofen	L1	적합	-
naproxen	L3	주의 필요	만성적 사용: 출혈, 빈혈
codeine	L4	부적합	고용량에서 호흡곤란
oxycodone	L3	주의 필요	아기의 진정 효과
hydrocodone	L3	주의 필요	진정, 무호흡 위험
morphine	L3	주의 필요	고용량에서 진정 효과, 무호흡, 발작
propoxyphene	L2	적합	-
meperidine	L4	부적합	못 빰, 신경행동지연
pentazocin	L3	주의 필요	진정 효과
		항생제	
amoxicillin	L1	적합	-
metronidazole	L2	적합	증례: 설사
erythromycin	L1	적합	증례: 위의 유문근 협착
penicillin V	L1	적합	-
cephalosporins	L1	적합	-
gentamicin	L2	적합	-
clindamycin	L3	적합	증례: pseudomambranous colitis
tetracycline	L2	적합	장기간 사용 주의: 치아 착색, 뼈 성장 감소
chloramphenicol	L4	부적합	신생아 aplastic anemia 위험성 높음
chlorhexidine	L4	부적합	심박동수 저하(수유 중 유두 이외 피부에 사용은 가능함)
		국소마취제	
lidocaine	L2	적합	-
mepivacaine	L3	주의 필요	긴 반감기 약물
bupivacaine	L2	적합	증례: 신생아 경련 위험

2. 모유수유 중 다빈도 중요 질환과 안전 약물 사용 요약

다빈도 중요 질환	질환에 따른 부정적 임신 결과	약물 외 관리	안전한 약물	피해야 하거나 주의가 필요한 약물
분만 후 산욕기 관리	· 창상감염: 적절한 치료가 되지 않으면 입원 지속적인 항생제 및 약물치료를 받으면서 수유 중 안전성에 대한 걱정으로 수유를 중단하거나 입원 치료 시 아기랑 떨어져 있게 되어 젖 양 감소	1. 창상관리 · 질식분만: 배농과 봉합사 제거하고 항생제 치료, 좌욕과 창상 소독으로 지속적인 관리 · 제왕절개 분만: 염증 부위 배농, 창상 파열 시 2차 봉합 · 아기와 떨어져 있는 경우 젖을 유축하여 젖 양이 감소하지 않도록 함 2. 피임 · 완전 모유수유 시 첫 6개월 동안 수유로 피임이 가능 · 차단 피임법(콘돔, 자궁경부 캡 등), 자궁 내 장치(레보놀게스트렐 분비 자궁 내 시스템, 구리자궁 내 장치), 프로제스틴 임플란트(implant)	· 항생제: β-lactam antibiotics (penicillin, cephalosporins 계), macrolide, clindamycin, aminoglylcoside · 소염제: acetaminophen, paracetamol, ibuprofen, ketorolac, celecoxib · 오피오이드 진통제: oxycodone · 피임: 프로제스틴 단일경구 피임약	· 항생제: metronidazole(수유아기 설사 여부 관찰하며 사용 가능), fluoroquinolones, tetracyclines, chloramphenicols · 소염제: naproxen, acetylsalicylic acid · 오피오이드 진통제: meperidine, methadone, codeine, tramadol · 피임: 복합 경구피임약은 분만 후 6개월 이후 가능, 프로게스틴 피하 주사(3개월 간격 주사, 부작용, 무월경, 체중 증가, 심혈관계 합병증 증가 등)

감기/독감	· 독감에 걸린 수유모는 신생아/영아에 감염에 대한 주의 · 신생아는 독감 감염 시 심각한 합병증이나 사망 가능성 증가	· 바이러스가 전염되지 않도록 예방조치 – 손 소독 자주하기 – 유축기 세척을 적절하게 함 – 모유 양이 줄지 않게 지속적으로 유축 · 모유수유 지속 – 모유 내 예방 항체나 면역 인자가 들어 있어서 수유아에 감염 예방 효과 있음 – 호흡기 증상이 심할 때는 유축한 젖을 건강한 다른 사람이 대신 먹이게 함 · 예방접종: 매년 독감 예방접종	· 항히스타민제: loratadine, fexofenadine · 충혈제거제: oxymetazoline nasal spray · 기침약: dextromethorphan · 기관지 확장제: albuterol, terbutalin과 항콜린제인 Ipratropium의 흡입제 · 해열제: 아세타아미노펜, 비스테로이드성 소염진통제 · 항바이러스제: 오셀타미비르	· 항히스타민제: promethazine, clemastine, cetirizine, diphenhydramine (아기에게 졸림, 항콜린 효과) · 충혈제거제: pseudoephedrine (수유량 감소) · 진해제: levodropropizine, acetylcysteine · 기관지 확장제: theophyline (아기 흥분, 불안정) · 피해야 할 약제: 코데인(아기 서맥, 저산소증, 호흡저하 등)
고혈압	· 임신 중 고혈압 혹은 분만 후 고혈압이 발생한 여성에서 고혈압 관리가 중요 · 여생 중 고혈압, 고지혈증, 당뇨병,, 뇌졸중, 심혈관계 합병증으로 인한 사망률이 증가	모유수유 기간이 증가할수록 향후 고혈압, 제2형 당뇨병, 고지혈증, 대사증후군, 심혈관 질환, 심혈관 관련 사망률이 감소함	· 베타 베타 차단제: propranolol, nifeidpine, methyldopa, spironolactone, enalapril	· 베타 차단제: metoprolol, sotalol, atenolol (서맥, 청색증) · hydrochlorothiazide (수유량 감소)
건초염	· 손목과 손가락에 통증과 부종이 발생 · 육아와 모유수유에 스트레스 가중됨	· 아픈 손의 사용을 줄이고 손목 보호대를 착용함 · 물리치료(핫팩, 전기자극 치료)	· 주사 치료제: 환부에 dexamethasone, triamcinolone 주사 · 플로로테라피 · 비스테로이드성 소염진통제	

유선염 (mastitis)	· 유선염 진단으로 수유를 조기에 중단하는 여성이 증가 · 합병증으로 유방 농양 발생 · 잦은 재발	· 모유수유를 지속하는 것이 유선염 치료에 효과적	· 항생제를 10-14일간 사용: β-lactam antibiotics(penicillin, amoxacillin, dicloxacillin, nafcillin, cephalosporins 계열))	
갑상샘 질환	· 갑상샘기능저하증: 젖사출(Milk let down)이 줄고 모유 양이 적음. · 갑상샘기능항진증: 그레이브씨병의 분만 후 재발율이 높음	· 갑상샘저하증 환자에서 적절한 요오드 섭취가 중요 · 적정 요오드 섭취는 태아 신경정신 발달에 중요 · 요오드 섭취 권장량 (WHO): 하루 500-1,100 mcg · 갑상샘 약제 복용 시 수유량과 아기 성장에 대한 정기적 검진이 필요	· 갑상샘기능저하증: 레보타이록신 (levothyroxine) · 갑상샘기능항진증: propylthiouracil (PTU)	· 요오드염이 많이 포함되어 있는 약제 주의: amiodarone, lithium
피부과 질환	· 휴지기 탈모(telogen effluvium) · 습진, 여드름, 임신성 가려움증 발생 증가	· 휴지기 탈모: 분만 후 6-12개월에 자연 치유 · 유분이 적은 로션 · 레이저 치료	· 비스테로이드성 소염진통제: paracetamol, ibuprofen, ketorolac · 아세타아미노펜 · 항히스타민제: loratadine, fexofenadine · 국소적 코르티코스테로이드 로션이나 연고	· etretinate, isotretionoin: 비타민A 제재에 대한 수유 중 안전성 정보 부족

산후출혈	· 조기 산후출혈: 분만 후 24시간 이내 발생하는 산후출혈로 젖 생성 2기 지연으로 인한 수유량 감소 · 후기 산후출혈: 분만 후 24시간 이후부터 분만 6-12주 사이 발생, 입원 치료 시 직접 수유 중단으로 모유량 감소	· 진단적 영상검사 및 시술: 컴퓨터단층촬영과 자궁동맥 색전술 시 시행하는 혈관조영술과 조영제는 수유 중 안전하여 중단 없이 수유 가능함	· 자궁수축제: 옥시토신, 에르고트 알칼로이드(methylergonovine), 프로스타글란딘 E1 (misoprostol, cytotec®) · 마취제와 진통제: 대부분 안전하게 수유 가능함	· 진통제 – 주의: tramadol (수유아 기면), oxycodone (하루 40 mg 이상 복용 시 수유아 기면) – 금기: codeine, aspirin (진통제 용량)
산후 우울증	· 위험 요인: 분만전후로 여성 호르몬의 급격한 변화, 신체상의 변화, 사회적 역할의 변화, 육아로 인한 수면 부족	심리 상담	· 선택적 세로토닌 재흡수 억제제: sertraline paroxetine · 삼환계 항우울제: nortriptyline, amitriptyline · 세로토닌 노르에피네프린 재흡수 억제제: venlafaxine	· lithium
치과 치료	· 임신 중 치료되지 않은 치주염이나 치아우식증이 남아 있는 경우가 많음 · 수유부 구강 건강이 아기의 구강 건강에 영향을 줌 · 수유부 치아 세균이 수유아의 구강 내 발견되는 경우가 많음	· 수유 전·후로 아이 충치 발생 줄이기 – 모유수유 전후 아이 잇몸 치아를 거즈로 닦아주기 – 아이와 침을 공유하는 행동하지 않기 – 젖병에 물 이외에 음료수를 넣고 물고 자게 하지 않기	· 항생제: penicillin, cephalosporins · 진통소염제: – 아세타아미노펜 – 비스테로이드성 소염진통제 – 오피오이드 처방진통제 · 국소마취제: lidocaine, bupivacaine	· 항생제: 테트라사이클린(tetracyclin)

CHAPTER 06

고찰

이번에 제작한 책 "임신부·모유수유부의 안전한 약물 사용"은 임신 전, 임신 중 그리고 모유수유 중인 여성에서 새롭게 발생하거나 만성적으로 유병하는 다빈도 중요 질환을 선정 후 사용할 수 있는 안전한 약물과 주의 또는 피해야 하는 약물을 근거 중심적으로 기술하고 이들을 요약하여 환자 또는 가족 그리고 의료인들에게 접근성을 높였다는 점에서 의미가 있다.

기존의 국내 식품의약품안전처, 한국의약품안전관리원, 마더세이프 전문상담센터 등에서의 자료와 국제적으로도 미국 FDA, 유럽의 EMA에서의 자료들도 이렇게 임신 전, 임신 중, 그리고 모유수유 중을 포괄하여 발표한 자료는 찾기가 어려운 상황에서 여성의 생애주기에서 본인의 출산 이후의 삶과 출산한 아이의 삶에서 가장 중요한 시기를 이번 중앙환자 안전센터 용역사업을 통해 임신 및 수유 관련 안전 약물 사용에 관한 내용을 포괄하였다.

또한, 시기별 다빈도 중요 질환의 선택에 있어서 국제적 임산부 약물정보센터의 하나인 한국 마더세이프 전문상담센터의 데이터베이스를 활용하여 다빈도 중요 질환의 추출, 그리고 Open AI인 ChatGPT를 활용하여 인공지능이 수집하고 나열한 다빈도 중요 질환의 추출 및 이들 두 자료를 바탕으로, 최종적으로 모태독성학 전문가들이 참여한 자문위원회에서 시기별 다빈도 중요 질환을 선정하게 되었다는 점과 관련 치료약물들의 안전성을 포괄적으로 평가한 것은 임신 전·중·후의 여성, 태아 및 모유수유아의 건강에 상당한 영향력을 가질 수 있을 것 같다.

임신 전에 여드름 치료에 사용하는 이소트레티노인과 같은 retinoid 계열 약물은 기형 위험성이 높아 실제 기형아 발생으로 이어질 수도 있을 뿐만 아니라 마더세이프전문상담센터의 조사에 의하면 약 30%의 임신부가 임신 초기 이소트레티노인 노출 후 임신중절을 선택한다는 점에서 매우 중요하다.[508] 또한, 당뇨병의 경우 임신 전에 혈당이 조절되지 않은 상태에서 임신하는 경우 기본 기형 발생률의 3%의 3배인 약 10%에서 기형이 발생하는 것으로 알려져 있다. 이때 혈당을 조절하고 엽산 고용량(4 mg/day)을 복용함으로써 기형을 예방할 수 있는 것으로 알려져 있다.[509]

또한, 뇌전증의 경우도 항경련제인 valproic acid를 사용하는 경우 척수수막류 발생을 증가시킬 뿐만 아니라 태아의 지능 저하와 관련될 수 있어서 임신 중 피하고 대체 약을 사용할 것을 권장하고 있다. 또한, 정신질환으로 예를 들면 공황장애가 있는 경우 alprazolam과 같은 benzodiazepine을 사용하면서 임신을 잘 유지하고 건강한 아이 출산이 가능함에도 적정한 정보 제공이 되지 않음으로써 임신하기를 두려워하는 경우도 적지 않다.

또한, 자가면역질환으로 전신 홍반 루푸스(SLE), 갑상샘 질환 등도 조산 및 지능 저하 같은 부정적 임신 결과를 가져올 수 있어서 임신 전부터 적정한 관리가 필요하다.

또한, 임신 중에는 임신부의 80% 정도가 임신 오조증을 경험하며, 이들 중 5-10%는 적절한 약물치료가 필요한 상황이다.[510] 임신 오조증을 잘 관리하지 못하는 경우 임신 포기, 저체중아 출산을 일으킬 수 있다. 또한, 임신중독증(preeclampsia)은 임신부 및 태아에 심각한 문제를 일으킬 수 있다. 임신중독증의 위험 요인으로 자가면역질환, 당뇨병, 비만 등이 포함된다. 이들은 임신 12주 이전에 저용량 아스피린(100 mg/day)을 복용함으로써 임신중독증을 예방할 수 있다.[511] 조기 진통과 조기양막파수의 경우 조산으로 이어질 가능성이 높으며 조산을 하는 경우 뇌성마비 등의 발달장애, 신생아 중환자실(NICU) 장기 입원, 신생아 사망의 직접 원인이 될 수 있다. 이때 neuroprotection을 위한 MgSO4 사용, 그리고 자궁이완제로 ritodrine,

508 Yook JH, Han JY, Choi JS, et al. Pregnancy outcomes and factors associated with voluntary pregnancy termination in women who had been treated for acne with isotretinoin. Clin Toxicol (Phila). 2012;50(10):896-901.

509 Kitzmiller JL, Gavin LA, Gin GD, et al. Preconception care of diabetes. Glycemic control prevents congenital anomalies. JAMA. 1991;265(6):731-6.

510 Choi HJ, Bae YJ, Choi JS, et al. Evaluation of nausea and vomiting in pregnancy using the Pregnancy-Unique Quantification of Emesis and Nausea scale in Korea. Obstet Gynecol Sci. 2018;61(1):30-7.

511 Dimitriadis E, Rolnik D L, Zhou, et al. Pre-eclampsia. Nature reviews. Disease primers. 2023;9(1).

atosiban 등, 그리고 폐 성숙을 위한 코르티코스테로이드의 적정 사용을 위한 내용을 포함하고 있다.

마지막으로, 모유수유 중에는 유선염, 건초염, 호흡기질환 등은 질환 자체와 사용하는 약물들로 위험이 있을 수 있지만, 대부분의 모유수유부들이 안전한 약물로 치료가 가능하다. 가능함에도 모유수유를 중단하거나 아니면 약을 중단함으로써 병을 키우기도 한다. 또한, 산후 정신질환으로 산후우울증은 빈발하는 질환으로 국내·외적으로 자살로 인한 산후 사망의 중요한 원인이 되고 있다는 점에서 적절한 관리가 필요한 질환이 되겠다. 임신 전·후에 이외의 다양한 질환들 역시 건강한 임신과 건강한 아이 출산의 걸림돌이 될 수 있어서 안전한 약물로 적정 관리가 필요하다.

본 사업에서 시기별로 질환과 약물을 정리하는 데 있어서 임신 전에는 임신이 임박한 상황에서 질환 관리와 치료제를 잘 관리하지 않게 되면 임신 시기로 넘어가서 임신부 및 배아에 영향을 줄 수 있다는 점에서 이런 점을 고려하여 질환 자체와 약물들의 자연유산, 기형 유발 가능성을 고려하여 정리하였다. 안전성 및 기형 유발성을 파악하기 위해서 Micromedex® 및 모태독성학 3판(군자출판사)을 주로 참고하였다. 그리고 임신 중에는 당뇨병, 고혈압, 조기 진통, 조기 양수 파막은 학회의 지침을 참고하여 적정 관리를 위해 주로 정리되었다. 또한, 모유수유 중 질환으로 분만창상 관리, 유선염, 갑상샘 질환 등의 질환에 사용하는 약물의 적합성 여부는 약물의 약동학적인 측면에서 relative infant dose, M/P ratio, t1/2 등을 기본적으로 고려하였고 Medications and Mother's Milk (T. Hale)와 미국 소아과학회의 정보를 활용하여 정리하였다. 본 사업을 통해서 얻은 자료집은 다양한 경로를 통해서 임산부 및 의료인들에게 제공될 수 있을 것 같다. 임산부를 위해 보다 쉽게 알고 이해할 수 있도록 카드뉴스에 그림을 넣어서 정보를 제공하는 방법이 있을 수 있다. 또한, 의료인들을 위해서는 e-book 형태나 종이책을 만들어서 제공할 수 있을 것 같다. 그리고 모체태아의학회, 마더세이프 심포지엄 등의 학회를 통해서 홍보가 가능할 것 같다.

향후, 이들 자료는 지속적으로 업데이트되어야 하며, 이번 사업에서 포함되지 않은 질환들을 발굴하여 추가 자료집을 개발할 필요가 있겠다.

•부록•

임신부 및 모유수유부의 안전 약물 사용 등급과 안내

https://mothertobaby.co.kr/bbs/board.php?bo_table=reproductive_db에서 국내 마더세이프전문상담센터에서 지난 10여 년간 국내 임신부 및 모유수유부들에게 안전 정보를 제공했던 각각 2천 가지 이상의 약물에 대한 안전성 등급과 안내를 제공하고 있다.

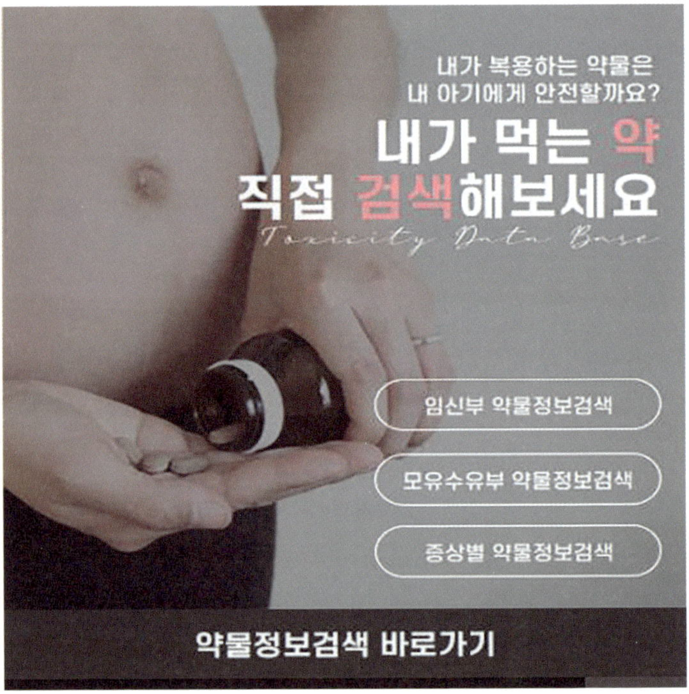

내가 복용하는 약물은
내 아기에게 안전할까요?
내가 먹는 약
직접 검색해보세요
Toxicity Data Base
임신부 약물정보검색
모유수유부 약물정보검색
증상별 약물정보검색
약물정보검색 바로가기

1. 임신부의 안전 약물 사용 등급과 안내

약물 등급에 따른 기형 발생률에 대한 그래프

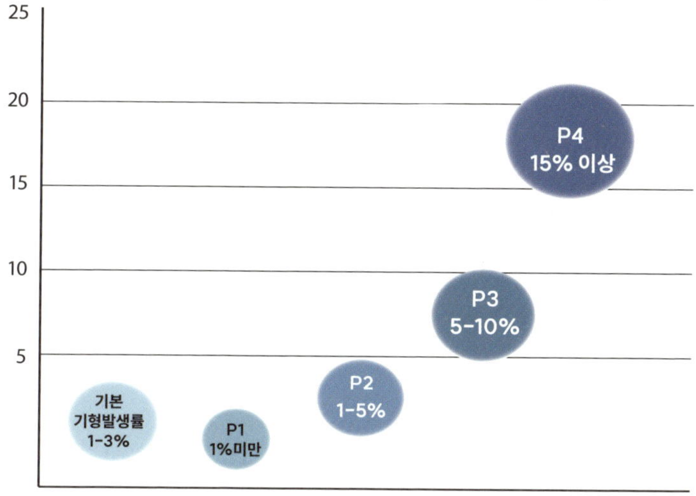

Modified from Nava-Ocampo, A. A., & Koren, G. (2007).
Human teratogens and evidence-based teratogen risk counseling: the Motherisk approach
Cirical obstetrics and gynecology, 50(1), 123 131.

등급 해석 방법

예시로 타이레놀(tylenol)은 성분이 acetaminophen인
P1 등급으로 기형유발성 1% 미만이므로
기본기형발생률 1-3%에서 벗어나지 않음.
즉, 태아에게 안전함.

임신부 약물정보 검색

Reproductive Toxicity Data Base

성분명 약물 성분명을 입력해주세요 검색

Total 2,534건 1 페이지

No	영문성분명	국문성분명	약물 등급	안전 및 위험성 정도
1	Abacavir	아바카비르, 아바카비어	**P1**	기형유발성 1% 미만
2	Abatacept	아바타셉트	**P1**	기형유발성 1% 미만
3	Absorbed tetanus toxid	흡착파상풍톡소이드	**P1**	기형유발성 1% 미만
4	Acamprosate	아캄프로세이트	**P2**	기형유발성 1-5%
5	Acarbose	아카보스	**P1**	기형유발성 1% 미만
6	Acebrophylline	아세브로필린	**P1**	기형유발성 1% 미만
7	Acebutolol	아세부톨롤	**P1**	기형유발성 1% 미만
8	Aceclofenac	아세클로페낙	**P2**	기형유발성 1-5%
9	Acemetacin	아세메타신	**P2**	기형유발성 1-5%
10	Acepifylline	아세피필린	**P1**	기형유발성 1% 미만

1 2 3 4 5 6 7 8 9 10

2. 모유수유부의 안전 약물 사용 등급과 안내

모유수유부의 약물 안내를 위한 약물등급

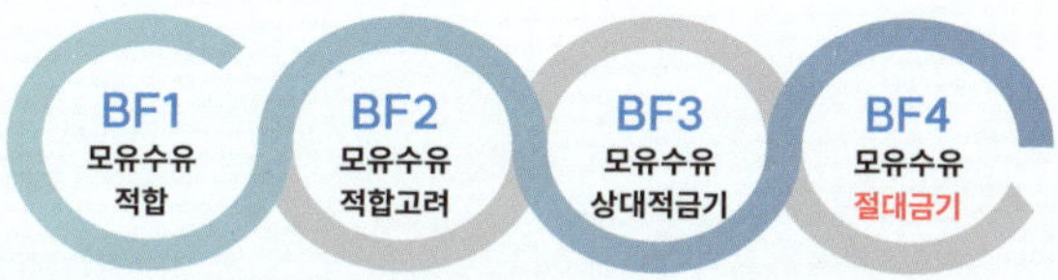

BF1 적합	구체적으로 안전하다는 증거가 있음.
BF2 적합 고려	약동학적으로 모유로 넘어가는 양이 적고, 구체적 부작용에 대한 보고는 없음. 가능한 국소적 사용을 권장함.
BF3 상대적금기	젖 양을 줄이거나 풀림 등의 부작용이 있다고 알려진 약물임. 전문가 상담이 필요함.
BF4 절대금기	명백히 젖 양을 줄여 젖 말리는(단유) 약이거나 수유아에게 잠재적 암 발생 및 독성 위험이 있다고 알려진 약물임. 전문가 상담이 필요함.

① 모유수유 수유아에게 영양적이고 면역학적으로 정서적 발달에 매우 중요한 장점이 있기 때문에 각 질병으로 인한 약 사용 시 이익과 위험을 고려하여 결정하여야 함.
② 37주 이전 조산아 또는 출산 후 2개월 이내 수유아의 경우 간 기능의 미성숙으로 약물 사용 시 주의가 필요함.
③ 수유아가 사용하는 약물은 아래 등급에 따라 수유아에 대한 위험이 달라질 수 있음. 하지만 안전 등급의 약물을 사용하는 경우라도 드물지만, 부작용으로 설사, 황달, 졸림, 체중이 잘 늘지 않음. 발달 이상 등이 발생할 수 있어서 수유아를 지속적으로 잘 관찰하여야 함.
④ 제공하는 모유수유부의 약물 등급은 마더세이프 전문상담센터에 최근 상담된 약물 중심으로 LactMed®, Hale's Medications & Mother's Milk 등을 참고하여 판단함.
⑤ 약물 평가 방법: 먼저 사용 약의 성분 파악 후 마더세이프 모유수유부 약물등급 DB에 입력
예) 타이레놀(tyfenol)은 성분이 acetaminophen으로 BF1 등급으로 모유수유 적합

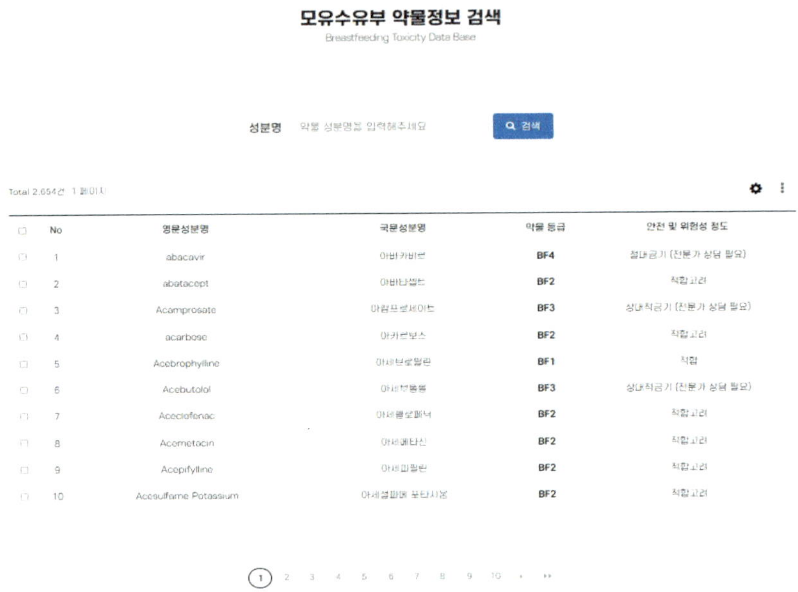

모유수유부 약물정보 검색

Breastfeeding Toxicity Data Base

성분명 약물 성분명을 입력해주세요 검색

Total 2,654건 1 페이지

No	영문성분명	국문성분명	약물 등급	안전 및 위험성 정도
1	abacavir	아바카비르	BF4	절대금기 (전문가 상담 필요)
2	abatacept	아바타셉트	BF2	적합 고려
3	Acamprosate	아캄프로세이트	BF3	상대적금기 (전문가 상담 필요)
4	acarbose	아카르보스	BF2	적합 고려
5	Acebrophylline	아세브로필린	BF1	적합
6	Acebutolol	아세부톨롤	BF3	상대적금기 (전문가 상담 필요)
7	Aceclofenac	아세클로페낙	BF2	적합 고려
8	Acemetacin	아세메타신	BF2	적합 고려
9	Acepifylline	아세피필린	BF2	적합 고려
10	Acesulfame Potassium	아세설팜 포타시움	BF2	적합 고려

1 2 3 4 5 6 7 8 9 10 › ››

3. 한국마더세이프전문상담센터(Korean Mother Safe Counselling Center)

본 상담센터는 국제적 기형유발물질 정보센터(Teratology Information Service)의 하나로 북미의 OTIS와 유럽의 ENTIS와 같이 임산부들에게 약물 등의 화학에 관한 정보제공과 구축된 10만 명 이상의 임산부 노출 정보 PER (Pregnancy Exposure Registry)를 바탕으로 연구 논문을 국내외적으로 활발히 발표함으로써 국내외 임산부들에게 도움이 되는 관련 중요 evidence를 제공하고 있다.

2010년부터는 보건복지부의 지원을 받아 지난 2023년까지 18만 명 이상의 임신부, 모유수유부 및 예비 임신 부부들에게 약물, 음주, 흡연, 방사선 등의 정보를 제공하였다.

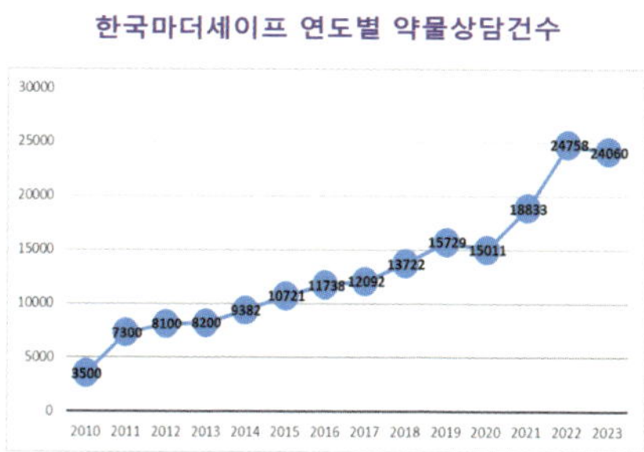

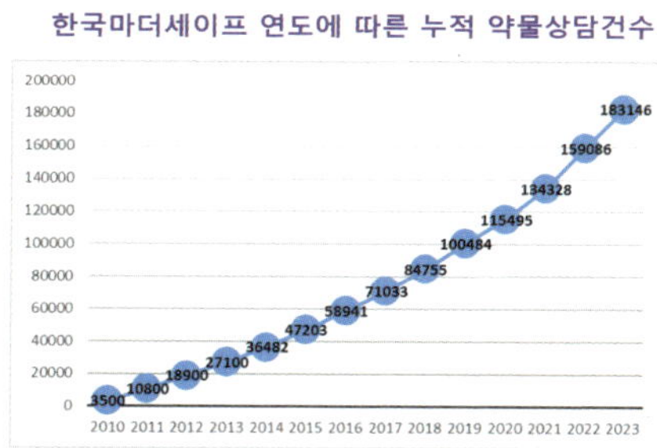

2024년부터는 보다 전문적이고 효율적이며, 지속할 수 있고 확장성 있는 정보제공 시스템을 위해 한국 마더세이프 전문상담센터(☎1588-7309)를 유료로 전환하여 운영하고 있다.

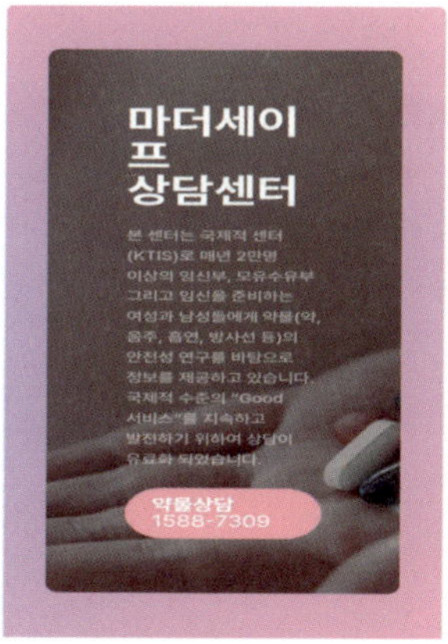

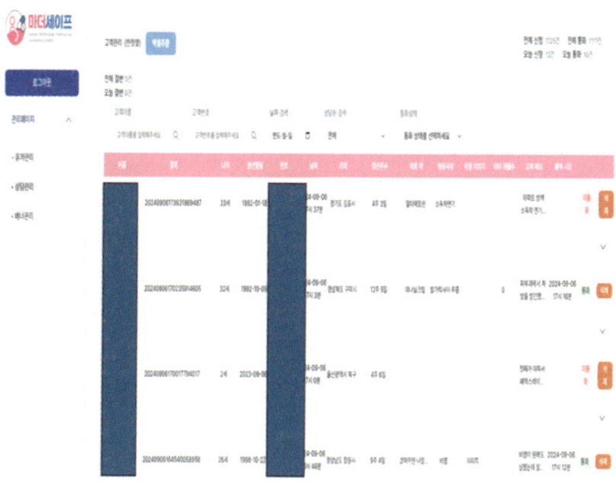

• 색인 •

INDEX

ㄱ

가려움증 37, 71
가바펜틴 58
가중 합병 전자간증 84
감기 24, 42, 72, 157
감기/독감 178
갑상샘 관련 자가항체 166
갑상샘기능저하증 69, 77, 132, 133, 147, 166, 167
갑상샘기능항진증 68, 77, 131, 132, 147, 166, 167
갑상샘 질환 68, 165, 179, 182
건선 37
건초염 162, 178
경구혈당강하제 55, 83
경질 프로게스테론 146
고령임신 5
고리형산소화효소 29
고혈압 52, 73, 160, 178
공황장애 59, 75
공황장애 약물 61
교감신경 차단제(베타차단제, 알파차단제) 54
구리 자궁 내 장치 156
군발 두통 28
그람 음성균 165
글루카곤양펩티드 47
글리부라이드 55, 141
기관지확장제 159
기미 168
기본기형발생률 27, 185
기침억제약 159
기타 항경련제 58
기형유발물질 정보서비스 13
긴장성 두통 28, 71

ㄴ

나라트립탄 28, 35
네파조돈 61
노르에피네프린-도파민 재흡수 억제제 60
뇌전증 56, 74
니페디핀 54, 84, 142

ㄷ

당뇨 74
당뇨병 55, 182
당뇨병 임신 80
대한당뇨병학회(2013) 79
덱사메타손 111, 124
덱스이부프로펜 34
덱스트로메토르판 44, 100
독감 157
독세핀 63
독시사이클린 38
돔페리돈 28, 34
동맥관 조기 폐쇄 34
두드러기 37
두통 24, 27
드퀘르벵 증후군 162
디클렉틴 142
디펜히드라민 39

ㄹ

라니티딘 49

라모트리진 57, 58
라베탈롤 84, 142
라베프라졸 50
라스미디탄 29, 35
란소프라졸 50
레베티라세탐 57, 58
레보놀게스트렐-분비 자궁 내 시스템 155
레보드로프로피진 44, 100, 143
레보사이록신 69
레보세티리진 40
레티노이드(retinoid)계 약물 38
레플루노마이드 67
로라타딘 41
루파타딘 41
루푸스 75
루푸스 항응고인자 112
류마티스 관절염 76
류마티스 질환 66
리메게판트 29, 35
리자트립탄 35

ㅁ
마그네슘 127
마그네슘 황산염 88, 142, 146
마더세이프전문상담센터 13, 29, 184
마리화나 151
마약류 약제 152
만성고혈압 84, 160
말초성 기침약 42
맥페란 28, 34
메토클로프라마이드 142
메토트렉세이트 67, 112
메트로니다졸 122
메트포르민 56
메티마졸 69, 132
메틸도파 87
메틸프레드니솔론 111
면역글로불린 114
모르핀 160
모유 대 혈장비 149
모유수유의 장점 9
모유수유 중 다빈도 중요 질환 19
무증상 세균뇨 144
미국당뇨병학회 79
미노사이클린 39
미르타자핀 61, 137
미분획화/저분자량 헤파린 145
미소프로스톨 51

ㅂ
반코마이신 123
발프로에이트 57
발프로익 산 6, 7
배벽갈림증 33
베라파밀 53
베타메타손 124
베타 용혈성 연쇄구균 164
벤조디아제핀 63
복합 감기약 101
복합성 경구피임약 156
부시라민 67
부정적 임신 결과 6
부프로피온 60, 137
분만 후 피임 155
브롬헥신 44, 100, 143
비만 46, 72
비스테로이드성 소염진통제(NSAIDs) 31, 43, 64, 98, 109, 428
비염 24
비충혈제거제 43, 100

ㅅ
산욕기 154
산후 갑상샘염 8, 166
산후우울증 8, 172, 180, 183
산후출혈 8, 180
삼환계 항우울제 59, 137
상대적 영아용량 150
선택적 세로토닌 재흡수 억제제 37, 59, 136, 180
설트랄린 41, 59
설파살라진 67
세계보건기구(WHO) 9
세균성 질증 106
세티리진 40
세파졸린 123
세포독성약제 66
세포매개면역질환 168
세프트리악손 122
수두증 6
수마트립탄 28, 35
수면장애 59, 61, 75
수산화알루미늄 48
수유로 피임 155
수크랄페이트 51
슈도에페드린 45, 100
습진 179
시메티딘 49
식욕 억제제 46
써트랄린 137

ㅇ
아달리무맙 68
아라키돈산 29, 31
아목시실린 121
아목시실린-클라불란산 122
아미트립틸린 37
아세트아미노펜 28, 29, 30, 31, 97, 143
아세틸시스테인 100, 143
아스피린 28, 34, 138
아자티오프린 68, 112
아지트로마이신 122
아토피 피부염 37
안지오텐신 수용체 차단제 52
안지오텐신 전환효소 억제제 52, 89, 142
알레르기 접촉피부염 37
알루미늄 127
알마게이트 51
암브록솔 44, 100, 143
암피실린 121, 123
양성자 펌프 억제제 50
양수과소증 53
에르고트 알칼로이드 170
에리스로마이신 121
에바스틴 41
에스몰프라졸 50
에페드린 45, 101
여드름 36, 71, 168
역류성 식도염 47, 73, 126, 147
염산아미트리프틸린 174
염화 암모니움 46, 101
엽산 고용량 182
엽산제 6
오르리스타트 47
오메프라졸 50
오셀타미비르 102, 143, 159
옥시토신 170
온단세트론 95, 142
옴 37
와파린 114
완전 모유수유 156
요로감염 103
요오드 166

우브로게판트 29, 35
우울장애 59, 75, 134, 148
위염 47, 73
위점막 보호제 51
유니세프 9
유선염 8, 164, 179
이뇨제 54
이소트레티노인 7, 38, 182
인공임신중절 8
인도메타신 119
인슐린 56, 81
인플루엔자 102
인플릭시맵 68
일차성 산후출혈 169
임신고혈압 160
임신기미 168
임신성 가려움증 168, 179
임신성 고혈압 84
임신성 당뇨병 5, 78, 80
임신성 오조 25, 90
임신 전 다빈도 질환 15
임신 중 고혈압 질환 25, 84
임신 중 다빈도 중요 질환 17
임신 중 당뇨 질환 25
임신중독증 5, 8, 182
임신중절 6, 182

ㅈ
자가면역질환 64
자궁 내 상행감염 144
자궁동맥 색전술 171
자궁수축 억제제 115, 146
자궁수축제 180
자궁이완증 169
자극성 가래약 43
자나미비르 143
자연유산율 27
잔류태반 조직 170
저용량 아스피린 8, 81, 110, 113, 141, 142, 145
전신 홍반 루푸스 64, 75, 108, 182
전자간증-자간증 84
정신요법 136
정신질환 16
젖 생성 II기의 지연 170
젖의 사출 반사 165
제산제 48
조기양막파수 115
조기 임신중독증 8
조기 진통 115
조영제 171
졸미트립탄 28, 35
졸피뎀 63
주의력 부족 행동 과다 장애 167
중추성 기침약 42
지기 탈모 179
지방분해효소 억제제 47
진해거담제 43, 99
진해제 159
질염 106

ㅊ
창상감염 155, 177
척수수막류 6, 182
출생 후 적응증후군 134
충혈제거제 159
치과 치료 174, 180

ㅋ
카바마제핀 7, 57, 58
칼슘 127
칼슘채널 차단제 53

컴퓨터단층촬영 171
코데인 43, 99, 160
코로나 백신 접종 16
코르티코스테로이드 65, 111, 124, 146
클라리트로마이신 122
클로르페니라민 39
클린다마이신 123
키아리 기형 6

ㅌ
테트라사이클린 38, 175
토피라메이트 57
트라조돈 61
트롬복산 A2 138
트리코모나스 질염 108
티록신 제제 133
티아가빈 58

ㅍ
파라세타몰 28, 29
파록세틴 41, 59, 134, 137
파모티딘 49
팩소페나딘 40
페노바비탈 57
페니실린 G 123
페니토인 57
펜다이메트라진 46
펜터민 46
펠바메이트 58
편두통 28, 71
편두통 치료제 35
포수클로랄 63
푸로세미드 54
프레가발린 58
프레드니손/프레드니솔론 111
프로게스테론 123
프로게스틴 임플란트 155
프로스타글란딘 29
프로스타글란딘 생성 억제제 119
프로스타글란딘 E1 170
프로톤 펌프 억제제 126, 128
프로프라노롤 64
프로필티오우라실 69, 132
프롤로 요법 163
플루복사민 41, 59
플루옥세틴 41, 59, 137
피부 건조증 37
피부 습진 168
피부질환 16, 24, 36

ㅎ
하이드랄라진 84, 87
하이드로코르티손 111
하이드록시클로로퀸 65
한국마더세이프전문상담센터 93
항말라리아 약제 110
항말라리아제 65
항베타2당단백 I 항체 112
항인지질항체증후군 112
항카디오리핀 항체 112
항혈소판제 89
항히스타민제 158
해열 및 소염제 159
해열진통제 43, 97
헤파린 114
호흡기질환 96
호흡기질환 치료제 158
황산마그네슘 118
황색포도상구균 164, 165
휴지기 탈모 168
히드로클로로티아지드 54
히드록시진 40

히드록시클로로퀸 110, 145
히스타민 수용체 길항제 126, 128

A

ACE 억제제/안지오텐신 수용체 차단제 52
acetaminophen 28, 29, 31, 32, 97, 143
acetylcysteine 100, 143
acetylsalicylic acid 138
acne 168
acyclovir 108
adalimumab 68
Alcohol 6
almagate 51
alprazolam 182
aluminum hydroxide 48, 127
ambroxol 44, 100, 143
amiodarone 151, 152
Amiodarone 167
amitriptyline 37, 173, 174
ammonium chloride 46, 101
amoxicillin 104, 121
amoxicillin-clavulanate 104
amoxicillin-clavulanic acid 122
amphetamine 151
ampicillin 104, 121
ampicillin plus gentamicin 104
angiotensin-converting enzyme 52
anticardiolipin antibody 112
antimalarials 65, 110
antineoplastic agents 152
antiphospholipid antibody syndrome 112
anti TPO antibody 166
anti-β2-glycoprotein I antibody 112
aplastic anemia 176
arachidonic acid 29, 31
aspirin 32, 34, 138
atenolol 162
Atosiban (tractocile) 117
attention deficit hyperactivity disorder 167
azathioprine 68, 112
azithromycin 122
aztreonam 104

B

B군 용혈연쇄구균 123
bacterial vaginosis 106
baseline risk 27
bendectin 90
benzodiazepine 63
beta-hemolytic streptococci 164
betamethasone 124
bromhexine 44, 100, 143
bromocriptine 151, 152
bucillamine 67
bupivacaine 176
bupropion 60, 137

C

calcium carbonate 127
carbamazepine 57, 58
cefalexin 104
cefepime 104, 105
cefpodoxime 104
ceftriaxone 104, 105, 122
celecoxib 33
celexa 174
cephalexin 104
cetirizine 40
chloasma 168
chloral hydrate 63

chloramphenicol 176
chlorpheniramine 39
chronic hypertension 84, 160
cimetidine 49, 128
ciprofloxacin 105
citalopram 174
clarithromycin 122
clindamycin 106
clotrimazole 107
cocaine 151
codein 43, 99
common cold 157
copper IUD 156
corticosteroid 65, 124, 146
COX 29
cyclooxygenase 29
cyclooxygenase [COX] inhibitors 119
cytotec® 170, 171
cytotoxic drugs 66

D

D-페니실라민(D-penicillamine, 항류마티스약제(DMARDs): 67
depo-Provera® 156
depression, postpartum onset 172
deQuervain syndrome 162
dexamethasone 111, 124
dexlansoprazole 128
dextromethrophan 44, 100
Diclectin® 91, 95, 142
diclegis® 90
diclofenac 33
diphenhydramine 39
domperidone 28, 34
doxepin 63
doxycycline 38, 105
DPN 67

E

ebastine 41
eczema 168
effexor 174
enalapril 162
enoxaparin® 145
ephedrine 45, 101
ergotamine 151, 152
erythromycin 105, 121
escitalopram 174
esomeprazole 50
Etretinate 169
exclusive breastfeeding 156

F

famotidine 49, 128
felbamate 58
fexofenadine 40
fluconazole 107
fluoxetine 37, 41, 59, 137, 173, 174
fluvoxamine 37, 41, 59
furosemide 54

G

gabapentin 58
gastroschisis 34
GBS 123
GDM 78
gentamicin 104
gestational diabetes mellitus 78
gestational hypertension 84
GLP-1 47
glyburide 55, 141
group B streptococcus 123

H

H2 수용체 길항제(H2-receptor blocker) 48
H2-receptor antagonists 126, 128
HCQ 65
heparin 114
heroin 151
herpes simplex virus 108
hydralazine 84, 88
hydrochlorothiazide 54, 162
hydrocortisone 111
hydroxychloroquine 65, 110, 145
hydroxyzine 40
hyperemesis gravidarum 90
Hyperglycemia and Adverse Pregnancy Outcome (HAPO)의 연구 78
hyperthyroidism 131, 166
hypothyroidism 132, 166

I

ibuprofen 32
implant 155
indomethacin 33, 119
Infant risk Center 151
infliximab 68
influenza 157
insulin 81
isotretinoin 7, 38, 169
IVIG 114

K

kanamycin 105
ketoconazole 107
ketoprofen 33
ketorolac 33

L

labetalol 84, 88, 142
Lactational amenorrhea method 155
lactation risk category 150
LactMed 151
LAM 155
lamotrigine 57, 58
lansoprazole 50, 128
lasmiditan 29, 35
leflunomide 67
let down reflex 165
levetiracetam 57, 58
levocetirizine 40
levodropropizine 44, 100, 143
levonorgesterol 156
levothyroxine 166, 167
levothyroxine: L-thyroxine 69
lexapro 174
lithium 151, 152, 167
LMWH 145
loratadine 41
low dose aspirin 81, 110, 113, 141, 142, 145
lupus anticoagulant 112

M

magnesium hydroxide 127
magnesium sulfate 88, 118, 142, 146
mastitis 164, 179
mefenamic acid 33
melasma gravidarum 168
meloxicam 33
meningomyelocele 6
mepivacaine 176
metformin 56
methimatzole 69, 132

methotrexate 67, 112
methyergonovine 171
methyldopa 88, 161
methylergonovine 170
metoclopramide 28, 34, 95, 142
metoprolol 161
metronidazole 107, 122
miconazole 107
milk to plasma ratio 150
minocycline 39
mirtazapine 61, 137
misoprostol 51, 170, 171
morning sickness 90
MotherToBaby 92, 151
M/P ratio 150, 183
MTX 67

N

nabumethone 33
naproxen 33
naratriptan 29, 35
NDRIs 60
nefazodone 61
neuroprotection 182
nicardipine 89
nicotine 151, 152
nifedipine 54, 84, 88, 117, 142, 161
nimodipine 89
nitrofurantoin 105
nitrofurantoin sustained release 104
nitroglycerin 89
nitroprusside 89
nizatidine 128
nonsteroidal anti-inflammatory Drugs 98
Norepinephrine-dopamine reuptake inhibitors 60
nortriptyline 173, 174
NSAIDs 29, 30, 98, 109
nystatin 106

O

ofloxacin 105
omeprazole 50, 128
ondansetron 95, 142
orlistat 47
oseltamivir 102, 159

P

pantoprazole 128
paracetamol 28, 29, 97
paroxetine 37, 41, 59, 137, 173, 174
paxil 174
peramivir 102
PG 29
PGDM 78
phencyclidine 151
phendimetrazine 46
phenobarbital 57
phentermine 46
phenytoin 57
piperacillin-tazobactam 104
piroxicam 33
pKa 149
postnatal adaptation syndrome 134
postpartum 154
postpartum thyroiditis 166
PPI 50, 126
PPROM 115
prednisone/prednisolone 111
preeclampsia 182
preeclampsia-eclampsia 84

pregabalin 58
pregnancy induced hypertension 160
preterm labor 115
preterm premature rupture of membranes 115
prochlorperazine 95
progesterone 123, 146
prolactin 161
prolotherapy 163
promethazine 95
propranolol 64, 161
propylthiouracil 69, 132
propylthiouracil (PTU) 167
Prostacycline (PGI2) 31
prostaglandin 29
prostaglandin Inhibitors 119
proton pump inhibitor 50, 126, 128
proxetine 134
prozac 174
pruritic urticarial papules and plaques of pregnancy 168
pseudoephedrine 45, 100, 152
psychotherapy 136
PTU 69, 132
PUPPP 168

R

rabeprazole 50
radioactive drugs 152
ranitidine 49
relative infant dose 150, 183
retinoid 계열 약물 182
Reye's 증후군 176
rheumatic disease 66
RID 150
rimegepant 29, 35
Ritodrine (yutopar) 117
rizatriptan 35
rupatadine 41

S

selective serotonin-reuptake inhibitor 136
sertaconazole 107
sertraline 37, 41, 59, 137, 173, 174
SLE 64, 108, 182
Smoking 6
sotalol 161
spironolactone 161
SSRIs 59, 136
staphylococcus aureus 164
sucralfate 51
sulfamethoxazole+ trimethoprim 105
sulfasalazine 67
sulindac 33
sumatriptan 28, 35
superimposed preeclampsia on chronic hypertension 84
systemic lupus erythematosus 64, 108

T

t1/2 183
TCA 59, 137
telogen effluvium 168, 179
Tenosynovitis 162
tetracycline 38, 105, 175
Thromboxane 31
Thromboxane A2 138
tiagabine 58
tinidazole 108
topiramate 57

trazodone 61
trichomonas vaginitis 108
tricyclic antidepressants 37, 59, 137
tylenol 97

U

ubrogepant 29, 35
unfractionated heparin/low molecular weight 145
uterine atony 169

V

valacyclovir 108
valproate 57
valproic acid 6, 7, 182
venlafaxine 173, 174
verapamil 53, 89

W

Warfarin 114
WHO 9

X

X-ray 6

Z

zanamivir 102, 143
zolmitriptan 28, 35
zoloft 174
zolpidem 63

숫자

1세대 항히스타민제 37, 43
2세대 항히스타민제 37, 43